a

b

Mejoramiento Genético para Rumiantes de Granja

Luis Orlando Alba Gómez, PhD

Profesor Titular y Profesor Consultante

Disciplina: Reproducción y Genética

Aviso

Este es un libro complementario que está destinado a aconsejar y a orientar a aquellas personas que atienden las mejoras geneticas de los rumiantes de granja. No hay dos enfermos iguales. Por ello, no podemos ser responsables de las acciones que se realicen con los animales en las fincas sin nuestra supervisión.

Mejoramiento Genético para Rumiantes de Granja

Copyright 2024 por Luis Orlando Alba Gomez
Diseñador de cubierta: Igor Alba Espinosa
Revisor de estilo: Igor Alba Espinosa

Todos los derechos reservados
Ninguna parte de esta publicación puede reproducirse o transmitirse de ninguna forma ni por ningún medio, electrónico o mecánico, sin el permiso por escrito del editor.

Impreso en los Estados Unidos de América
Editado por: Amazon Kindle Direct Publishing

Dedicatoria

A mis hijos y a todos aquellos que colaboraron de una u otra manera en la culminación de esta obra

Agradecimientos

Merecen mi particular reconocimiento los muchos estudiantes ya graduados a los que orienté científicamente en actividades científico-estudiantiles serias, como Trabajos de Curso; Trabajos de Diploma o en actividades de postgrado como Tesis de Especialización y de Doctorado. La lista de graduados sería demasiado larga para reproducirla aquí, pero muchos de sus nombres aparecen en las referencias al final de cada capítulo.

Prólogo del autor

Este libro se ha escrito con el objetivo principal de proporcionar, a los estudiantes de Medicina Veterinaria, de Zootecnia y técnicos medios de ganadería, interesados en la ampliación de sus conocimientos sobre los sistemas de selección y mejora genética para el ganado bovino, bufalino y ovino-caprino en las condiciones del trópico. Además, servir de material de consulta y guía a los ganaderos interesados en mejorar genéticamente sus rebaños.

El mejoramiento genético es decisivo e inseparable del proceso productivo, de ello depende en gran medida la eficiencia económica, puesto que se obtienen animales de mayor rendimiento.

Conocemos que un programa de Mejora Genética tiene que incluir el cálculo de valores genéticos, utilizando los métodos modernos de la Genética Poblacional, que necesitan un alto nivel computacional como es el caso de las pruebas de comportamiento y progenie. No obstante, hemos querido simplificar lo más posible las explicaciones teóricas de la Genética General para que puedan ser comprendidas por el mejorador y ser aplicadas en la práctica. Por ello, esta obra pretende brindar los conocimientos básicos que permitan, a nivel de finca, la utilización adecuada de la potencialidad genética de los rumiantes de granja. en las condiciones de una ganadería tropical sostenible.

Me sentiré muy satisfecho si esos objetivos llegaran a cumplirse.

Índice

Prólogo	g
Cap. 1 Fundamentos de la mejora genética animal	1
Cap. 2 Principios de selección	20
Cap. 3 Métodos de selección	38
Cap. 4 Sistemas de apareamiento	76
Cap. 5 Sistemas de selección para ganado lechero	116
Cap. 6 Sistemas de selección para ganado de carne	135
Cap. 7 Sistemas de selección para los búfalos	157
Cap. 8 Sistemas de selección para ovino-caprino	171
Bibliografía	181
Glosario	185
Reseña del autor	188

Capítulo 1

Fundamentos de la mejora genética animal

Contenido:
Introducción. Conceptos de Zoogenética. Principios de la genética poblacional. Herencia de los caracteres cuantitativos. Funciones del mejorador. Información necesaria para conseguir un sistema de selección y apareamiento efectivo.

Introducción

Puesto que la Mejora genética está basada en las leyes mendelianas de la herencia que se imparten en la asignatura Genética general, en este capítulo se incluyen, de manera abreviada, los conceptos que fundamentan la genética poblacional para facilitar al lector la comprensión de los contenidos de los capítulos involucrados con la selección y mejora genética animal y mostrar cómo ellos pueden ser aplicados a los programas de mejoramiento genético en las diferentes especies de rumiantes de granja.

Conceptos de Zoogenética

Herencia y variabilidad en los seres vivos

Se entiende por herencia la tendencia de los seres a reproducir fielmente las características de sus progenitores.

Variación es la tendencia que se manifiesta en los individuos a diferenciarse unos de otros. Todos los organismos estarán sometidos a estas dos tendencias opuestas y la resultante de sus acciones mutuas depende el conjunto de características que cada una posee.

Herencia biológica

Los únicos objetos que se heredan biológicamente de los padres son los genes contenidos en los cromosomas de las células germinales de las cuales se origina el cuerpo una vez ocurrida la fecundación.

Gen o gene

Es la unidad hereditaria presente en los cromosomas de las células. Son los encargados de transmitir las características a otra generación.

Genotipo

Es la suma total de la herencia, la constitución genética que recibe un organismo de sus progenitores. Dicho de otra forma, es el conjunto de las propiedades internas que hacen que un individuo tenga en un medio determinado apariencia y funciones determinadas.

Fenotipo

Es la manifestación externa de los caracteres de un individuo, el aspecto de este, pero también las características que puedan ser medibles o perceptibles. Ejemplo: color de los ojos, producción de leche, etc. El fenotipo no es más que la suma del genotipo y el ambiente.

El fenotipo de un individuo cambia continuamente, mientras que el genotipo es relativamente estable durante toda su vida.

Medioambiente

El medioambiente es el conjunto de factores exteriores al individuo o que existen en su interior constituyendo sus condiciones de vida (alimentación, enfermedades, clima, habitación, trato que recibe, etc.), capaces de revelar o realzar la potencia o caudal hereditario del animal para expresarla en forma de rendimiento de su producción mayor o menor (dentro de los límites de su capacidad hereditaria) según sea la peristasia favorable o adversa para el animal.

El medioambiente comprende el medio natural, el medio artificial, la alimentación y la higiene, figurando junto a ésta el trato y la gimnástica funcional como elementos de realce de las buenas cualidades genotípicas.

Porque, bueno es que insistamos en ello, el medio-ambiente favorable realzará o dejará manifestarse en toda su amplitud únicamente aquellas cualidades que posea el animal como caudal heredado de sus padres y a través de ellos, de sus antepasados.

Es, pues, indispensable un buen material genético; un buen genotipo, para conseguir un buen rendimiento en una explotación ganadera.

Variaciones de origen ambiental

Son las ocasionadas por las influencias del ambiente. Son diferencias observadas en los individuos como resultado de una acción dirigida sobre cada uno de ellos, en las distintas condiciones que lo rodean.

Formas de reacción de un genotipo

Se define como las diferencias en la forma en que un genotipo puede reaccionar ante diferentes ambientes.

Penetración y expresividad de los genes

La apariencia de un organismo no siempre refleja su constitución genética. En términos precisos, dos clases de efectos pueden ser notados y medidos: *penetración*, la proporción de genotipos que muestran un fenotipo esperado, y *expresividad*, el grado al que un particular efecto es expresado por los individuos.

La penetrancia expresa la interacción del gen o genes afectados por otros genes y con el medio ambiente. Valores de penetrancia iguales a 100 por 100 o 1, corresponden a penetrancia completa. Valores inferiores son expresiones de penetrancia incompleta, indicando en este caso una forma de herencia, dominante o recesiva, de carácter incompleto o irregular.

Pleiotropía

Se habla de pleiotropía cuando un gen muestra influencia sobre más de un carácter, es decir, cuando un gen modifica o tiene efecto sobre más de un carácter.

Epistasis

Es un tipo de interacción génica en la cual un gen impide la expresión o manifestación de otro gen no alelo.

Genes alelomorfos

Esquemática podemos considerar que, en la manifestación de un carácter, intervienen necesariamente, por lo menos, dos genes de efecto contrapuesto o de efecto idéntico, los cuales se denominan *alelomorfos* o *alelos*.

Cuando el carácter está integrado por un par de alelos del mismo tipo, el carácter o en definitiva el fenotipo resultante se considera *homocigótico*, y cuando un gen es de un tipo y el alelo de otro, se dice que hay *heterocigosis* y que el fenotipo es *heterocigoto*. Tales genes pueden tener, una energía distinta, siendo uno más potente, *dominante*, y el otro más débil, *recesivo;* y entonces se comprende que la manifestación fenotípica correspondiente al gen dominante aparecerá tanto si existe homocigosis como si existe heterocigosis, mientras que el fenotipo correspondiente al gen débil o recesivo únicamente se manifestará si no está presente el gen dominante, o sea en homocigosis recesiva.

Mutación

En genética y biología, es una alteración o cambio en la información genética (genotipo) de un ser vivo (muchas veces por contacto con mutágenos) y que, por lo tanto, va a producir un cambio de características de éste, que se presenta súbita y espontáneamente, y que se puede transmitir o heredar a la descendencia. Este cambio va a estar presente en una pequeña proporción de la población (variante) o del organismo (mutación).

La unidad genética capaz de mutar es el **gen** que es la unidad de información hereditaria que forma parte del ADN. En los seres multicelulares, las mutaciones sólo pueden ser heredadas cuando afectan a las células reproductivas.

Una consecuencia de las mutaciones puede ser una enfermedad genética, sin embargo, aunque en el corto plazo pueden parecer perjudiciales, a largo plazo las mutaciones son esenciales para nuestra existencia. Sin mutación no habría cambio y sin cambio la vida no podría evolucionar.

Puesto que una mutación es cualquier cambio en la secuencia de nucleótidos del ADN, si la mutación afecta a un sólo gen, se denomina *mutación génica,* si lo que se afecta es la estructura de uno o varios cromosomas, *mutación cromosómica,* y cuando una o varias mutaciones provocan alteraciones en todo el genoma se denominan, *mutaciones genómicas.*

Recombinación genética

Es el proceso mediante el cual la meiosis genera combinaciones de alelos de diferentes locus que difieren de las combinaciones encontradas en los padres. Los locus situados en diferentes cromosomas son recombinados libremente, mientras que aquellos que se encuentran en un mismo cromosoma se recombinan mediante el entrecruzamiento de cromosomas homólogos. La conjugación gamética que ocurre durante la fecundación, promueve la heterocigosidad y da una oportunidad a la recombinación.

Migración

En un sentido amplio, es el movimiento de un organismo o grupo de organismos de una localidad a otra. En genética de las poblaciones, el proceso de migración se refiere al movimiento de una población y a la asimilación de ésta mediante la reproducción sexual, en otra población diferente.

Deriva genética

La *deriva genética o deriva génica* es una fuerza **evolutiva** que actúa junto con la **selección natural** cambiando las frecuencias alélicas de las **especies** en el tiempo. Dicho más brevemente, es la fluctuación aleatoria de frecuencias génicas en una población. Tal como lo hace la mutación, determina cambios pequeños que se acumulan a través del tiempo y tienden a incrementar la diferenciación genética. Aunque ocurre en todas las poblaciones, la deriva genética es más evidente en las poblaciones vegetales pequeñas.

Herencia multifactorial o poligénica

La herencia poligénica difiere del esquema mendeliano clásico en que la gama completa de variación está cubierta por series graduales en las que los progenitores constituyen extremos. Solamente se consideran los promedios en las poblaciones y no los valores individuales. En los promedios se reflejan factores tales como dominancia, epistasis, influencia citoplasmática, interacciones entre los genes, los productos génicos y las interacciones con el ambiente.

La genética de las poblaciones aplica los métodos de la estadística matemática, analizando la estructura de las unidades de cría en un momento determinado, así como los cambios que pueden ocurrir, es decir, el estudio de la dinámica de las poblaciones, por tales razones la herencia poligénica es un concepto estadístico.

Debido a que la mayor parte de los caracteres de las plantas y animales domésticos que tienen importancia práctica (incluyendo altura, peso etc.), dependen de la herencia poligénica, se ha prestado mayor atención a este principio. Se estima que del 80 % de todos los estudios prácticos involucran a la herencia cuantitativa.

Como en otros ejemplos de herencia cuantitativa, la influencia ambiental es el factor de mayor confusión en el análisis y debe ser controlado cuanto sea posible. El ambiente puede producir resultados similares a los introducidos por los genes con respecto a diferencias de tamaño entre variedades grandes y pequeñas.

Los animales que crecen en condiciones desfavorables (parasitados y mal nutridos) serán más pequeños que otros del mismo genotipo que se encuentran en un ambiente más adecuado. Incluso las variaciones ambientales menores pueden afectar la expresión de los caracteres cuantitativos.

Por todo lo anterior, la influencia ambiental debe ser controlada cuanto sea posible en cualquier diseño experimental ganadero.

Ligamiento y entrecruzamiento

En cada par de cromosomas homólogos existe una enorme cantidad de alelos, y ello significa que los caracteres o fenotipos correspondientes a esos alelos de un mismo par de cromosomas homólogos tienen que transmitirse simultáneamente a la descendencia, toda vez que uno de los cromosomas, con su serie de genes, pasa del padre a la descendencia, como pasa otro de la madre, y al reunirse ambos en el hijo surgirán los distintos caracteres o fenotipos regidos por los alelos correspondientes.

A esa herencia, simultánea o en bloque, se la denomina *ligamiento factorial (*linkage*)*. Esto quiere decir que, si en el mismo cromosoma estuviese el gen causante de una buena cualidad y al mismo tiempo el gen causante del color negro, y en el cromosoma homólogo los genes alelos de mala calidad y de color blanco, bastaría ver el color de la descendencia para saber si poseía buenas o malas cualidades en un determinado sentido.

Aunque no de este modo tan simple, el conocimiento de los factores o genes que presentan ligamiento es de un gran interés en Zoogenética. Sin embargo, esta herencia en bloque, este ligamiento factorial, sufre a veces excepciones a causa del *entrecruzamiento cromosómico* o *crossing over,* el cual origina un intercambio de segmentos entre los dos cromosomas homólogos antes de su separación, es decir, que un trozo o dos de uno de los cromosomas homólogos pasa a ocupar su lugar en el homólogo y viceversa.

Principios de la genética poblacional

Concepto de población

Una población es un grupo o conjunto de individuos que reúnen rasgos o caracteres en común.

Las poblaciones se caracterizan por:

a) **Genofondo:** Está dado por el conjunto de genes que pertenecen a cada población y que distinguen a una población de otra.

b) **Inmortalidad:** La población es inmortal porque si los individuos que la componen dejan descendencia, el genotipo de la misma no se pierde, sino que se transmite de generación en generación, aunque los individuos de cada generación mueran.

c) **Intervalo de generación:** Es el tiempo promedio que transcurre entre etapas correspondientes del ciclo de vida en generaciones sucesivas. Este intervalo varía con la especie: 5 años en bovinos 25 años en el hombre. También depende de las condiciones de explotación, técnica de cría, etc.

d) **Generación parental y filial:** La generación parental es aquella que se toma como base para iniciar un estudio genético.

- La población que se origina por la reproducción de la *generación parental* (padres o parientes) y que está constituida por todos los descendientes se llama *generación filial* (o de los hijos).

e) **Tamaño de la población:** Está determinado por el número de individuos de una población que son capaces de reproducirse.

Frecuencia genotípica y frecuencia génica

Se llama *frecuencia genotípica* a la frecuencia de un genotipo en particular de la población, siendo su proporción o porcentaje en los individuos. La suma de la frecuencia de todos los genotipos juntos debe ser la unidad o 100 %.

La constitución genética de una población, refiriéndose a los genes que ella lleva, se describe por medio del arreglo de las *frecuencias génicas*, esto es por la especificación de los alelos presentes en cada locus y los números o proporciones de los diferentes alelos en cada locus.

Herencia de los caracteres cuantitativos

Los caracteres de mayor importancia económica en la cría de los animales domésticos son caracteres determinados por acción de muchos genes situados en muchos loci, es decir presentan la llamada herencia poligénica o multifactorial. Ejemplo de estos rasgos representan la producción de leche, de grasa, % de grasa, ritmo de crecimiento, producción de huevos, lana, etc.

La herencia de los caracteres cuantitativos es una extensión de la genética mendeliana, descansando totalmente sobre los principios mendelianos como base. Los caracteres cuantitativos se caracterizan por: estar gobernados por genes en muchos locus; los genes son de efecto menor; tienen variabilidad continua; el tipo de acción génica es la aditiva fundamentalmente.

Los métodos de estudio empleados en la herencia de los caracteres cuantitativos estarán basados en las propiedades observables de las poblaciones de animales, como son las medias, varianzas y covarianzas.

Varianza fenotípica

La expresión fenotípica de un carácter como la producción de leche a los 305 días de una vaca en primera lactancia está determinado por dos componentes principales, el genotipo (G) y el ambiente (E), es decir que la producción de leche de una vaca va a depender de los genes que ella posee para ese carácter y el ambiente (clima, manejo etc.), por lo que podemos decir que:

$$P = G + E$$

Dónde: **P** = fenotipo

Por tanto, cada animal en la población tiene un valor genotípico y un valor ambiental para cada carácter.

El estudio de la herencia de los caracteres cuantitativos está basado en la variabilidad de los caracteres en la población, por lo que en una población de animales donde cada uno tiene un valor fenotípico determinado para cada carácter, la variabilidad fenotípica del carácter en la población está dada por la fórmula de la varianza.

En la práctica esta descomposición de la variabilidad fenotípica total en genética y ambiental se hace a través del análisis de varianza.

Concepto del coeficiente de heredabilidad (h^2)

La heredabilidad es el parámetro más importante de la Genética poblacional y el mismo nos expresa qué parte de la variabilidad total se debe a la variabilidad genética aditiva y se simboliza como **h^2**; también podemos definir h^2 como la parte de las diferencias fenotípicas entre individuos debida a diferencias genéticas.

La heredabilidad también nos va a expresar el grado de correspondencia que existe entre el valor fenotípico y genético de un individuo recordando que raíz cuadrada de h^2= h y que la h es la correlación que existe entre el genotipo y el fenotipo, por tanto, a medida que esta correlación se incrementa, también lo hace la heredabilidad y existe una mayor correspondencia entre el fenotipo de un individuo y su genotipo.

Se puede concluir entonces que la selección tiende a reducir h^2, ya que la misma disminuye la variabilidad genética, así también como la consanguinidad. La uniformidad en las condiciones ambientales reducirá la variabilidad ambiental y por tanto incrementará la heredabilidad.

Los valores del coeficiente de heredabilidad fluctúan entre 0 % y 100 % o entre 0 y 1, según la escala que se utilice.

En la especie bovina los valores inferiores a 0,2 se califican como bajos, los que oscilan entre 20 a 40 son coeficientes medios y los superiores a 40 se consideran altos.

Funciones del mejorador

En Zootecnia se utiliza el término *criador* para designar a la persona que tiene a su cargo, o por oficio, criar animales, lo que incluye cuidados y alimentación.

En Genética, el criador atiende la reproducción y la selección con fines de mejorar el genofondo de la población y, por consiguiente, es un *mejorador*. En este epígrafe se utilizarán ambos términos como sinónimos.

La materia prima con que el mejorador debe trabajar es una diferencia en los genes, o variaciones en los individuos debido a las diferencias en los genes. El mejorador no puede crear nuevos genes, pero debe trabajar con la variación genética que ya existe en sus animales. La variación genética es el resultado de mutaciones de genes que han ocurrido durante la producción de muchas y nuevas generaciones de animales. Estas mutaciones, junto con la selección, han hecho a algunos animales más convenientes para un propósito particular o a un ambiente particular.

El mejorador está hoy más interesado en producir animales productores que sean altamente eficientes para un propósito particular, por Ej. desarrollar un rebaño que dé la mayor cantidad de leche por animal con la menor cantidad de alimento consumido o elevar la eficacia de producción de carne y, además, aumentar de la calidad de la canal. En otras palabras, el problema actual no es el de desarrollar nuevas y buenas razas, sino mejorar las existentes, o combinar algunas de ellas de algunas maneras para aprovechar las ventajas de la heterosis.

Por supuesto que en el mundo se han desarrollado nuevas razas, pero su superioridad con respecto a las razas más viejas y populares tiene que ser demostrada todavía. No obstante, algunas de esas nuevas razas han mostrado poseer genes deseables diferentes.

Entonces, el papel del mejorador es identificar esos animales que poseen genes deseables o combinaciones de genes y concentrar en su rebaño tantos de estos genes como sean posibles.

Al intentar encontrar los animales superiores, él mejorador puede desconcertarse por los efectos medioambientales y por los diferentes modos de acción e interacción génica. Él debe comparar el comportamiento de los animales criados en un ambiente igual o parecido para evitar las desviaciones por influencias ambientales.

La selección de los individuos superiores deberá estar basada en la información recogida en los registros genealógicos, la superioridad fenotípica y por las pruebas de la progenie, si es que están disponibles. Su programa de mejora será efectivo si los rasgos seleccionados han sido medidos con precisión y si son altamente heredables, lo que indica que la acción aditiva es la causa de la mayoría de la variación genética. Si la acción génica no aditiva es la influencia genética más importante en los rasgos que él planea seleccionar, su programa de la cría tendrá que incluir primero el desarrollo de líneas consanguíneas. Entonces esos tendrán que ser probados en los apareamientos no consanguíneos para identificar aquellos con capacidad superior para aprovechar las ventajas de los efectos de la heterosis.

Información necesaria para conseguir un sistema de selección y apareamiento efectivos

Al desarrollar un programa de mejora, el criador debe decidir primero qué rasgos son los más importantes seleccionar desde el punto de vista económico. Su decisión dependerá en las especies de animales de la granja con que él esté trabajando, el programa de alimentación que intenta utilizar, el tipo de producto que él piensa comercializar, y el precio de esos productos.

En la mayoría de los casos, el mejorador limitará el número de rasgos a seleccionar para incluir estos rasgos en un solo índice. El peso que el mejorador le dará a cada rasgo en el índice dependerá de la heredabilidad de ese rasgo, su valor económico relativo, y la correlación genética de ese rasgo con otros de importancia económica. Ejemplos de fórmulas de índices se ofrecen en los capítulos correspondientes para cada especie de rumiantes de granja tratada.

Luego, el mejorador debe informarse de los métodos que se han creado para hacer mediciones exactas y cómo registrarlas; de esa manera, el criador puede distinguir más satisfactoriamente entre los efectos genéticos y los ambientales en los animales de la crianza prospectiva y en las generaciones durante el programa de mejora.

Las mediciones reales de los rasgos, peso, producción de leche, o el porcentaje de carne magra, deben ser ejecutadas y no estimadas.

El uso de factores de corrección para ajustar los registros de todos los animales del rebaño a una edad comparable, a la misma edad de la base materna, por sexo y otras variables, le permitirá al mejorador hacer comparaciones más precisas, siempre que sean aplicables.

La exactitud en la selección de los animales genéticamente superiores para propósitos reproductivos, y en la evaluación del progreso del programa de mejora, se aumentará si el criador conserva bien los archivos escritos en forma detallada.

Otro aspecto que el mejorador necesita conocer para planificar su programa es, cuál tipo de acción génica, aditiva o no aditiva, tiene la mayor influencia sobre cada rasgo de importancia económica. La acción aditiva de un gen está indicada cuando la heredabilidad del rasgo es alta, y es medida por el parecido entre los padres y su descendencia y cuando el cruzamiento de razas resulta en un promedio de la F_1, que está íntimamente aproximado al promedio de sus padres.

La acción aditiva del gene está también indicada, pero no probada aun, cuando las diferencias sexuales para un rasgo son grandes. Cuando la acción aditiva del gene es más influyente, será más efectiva la selección masiva, (apareando lo mejor para lo mejor). La acción génica no aditiva está indicada cuando la heredabilidad de un rasgo es baja, cuando la consanguinidad ha tenido efectos perjudiciales, y entonces el refrescamiento de genes producido por cruzamientos ha tenido efectos beneficiosos. La acción génica no aditiva está también indicada cuando el promedio de las F_1 individuales difiere del promedio de los dos grupos paternos (heterosis).

Cuando la acción génica no aditiva tiene más influencia sobre un rasgo, el mayor mejoramiento en comportamiento se alcanzará mediante el cruzamiento con estirpes o líneas de reconocida capacidad de combinación. El criador puede querer producir y seleccionar para varios diferentes rasgos de los cuales algunos son afectados por la acción aditiva y no aditiva de los genes.

El procedimiento que se recomienda aquí pudiera ser formar líneas puras o castas mediante selección de aquellos rasgos que son altamente heredables; entonces, cruzar esas líneas o castas para mejorar aquellos rasgos que muestran heterosis.

El mejorador también debe saber si las correlaciones genéticas son importantes entre los diferentes rasgos seleccionados y si esas correlaciones son positivas o negativas. El criador puede hacer más efectivo el plan si también puede determinar si las interacciones genética-medioambientales influencian los rasgos que él desea seleccionar.

El mejorador moderno debe unir, a los conocimientos prácticos del empírico, los conocimientos científicos del genetista, sin descuidar unos ni otros. A su bagaje científico debe incorporar un perfecto dominio de las características morfológicas y fisiológicas de los animales, de su alimentación racional, del proceso de su reproducción y, lo que es muy importante, de la historia de la raza a que pertenecen los animales sobre los que actúa para procurar su mejora; es decir, de las razas que le dieron origen y de las distintas fases porque ha pasado hasta llegar a su estado actual.

Capítulo 2

Principios de Selección

Contenido:
Introducción. Selección natural. Selección artificial. Importancia del ambiente en la selección y mejora. Relación entre la varianza ambiental y el genotipo. Respuesta a la selección. Intensidad de selección. Índice de selección. Factores que condicionan la salud biológica. Heredopatología.

Introducción

La selección puede ser definida como un proceso en el cual ciertos individuos en una población son preferidos sobre otros para la producción de la generación siguiente. La selección es natural cuando en ella intervienen las fuerzas naturales, y artificial cuando se debe a los empeños del hombre.

Mediante la selección no se crean nuevos genes. Bajo la presión de la selección hay una tendencia a la reducción de la frecuencia de genes indeseables, y a un incremento de la frecuencia de más genes deseables. De este modo, el principal defecto genético de la selección es cambiar el arreglo de las frecuencias génicas y también el de incrementar la homocigosis de los genes deseables en la población.

Selección natural

En la naturaleza la fuerza principal responsable de la selección es la capacidad de supervivencia en un medio ambiente particular.

La selección natural es un proceso muy complicado y numerosos factores determinan la proporción de individuos que se reproducirán.

Entre estos factores hay diferencias en la mortalidad de los individuos en la población, especialmente en edades tempranas; diferencias en la duración del periodo de actividad sexual; el grado de actividad sexual por sí misma y diferencias en el grado de fertilidad de los individuos de la población.

Los animales débiles, mal dotados físicamente o enfermos, son los elegidos por los depredadores para su consumo, y esa es una forma de selección natural.

Es interesante notar que los animales en estado silvestre y aun en los domesticados hasta cierto punto, hay una tendencia hacia la eliminación de los genes defectuosos o perjudiciales que hayan surgido a causa de las mutaciones.

Selección artificial

La selección artificial es aquella que es practicada por el hombre. De este modo, el hombre determina cuales animales serán utilizados para producir las descendencias siguientes.

La selección que resulta de la acción del mejorador en la elección de los progenitores produce cambios en la frecuencia génica al separar los individuos adultos de la generación paternal en dos grupos, los seleccionados y los descartados, grupos que difieren en sus frecuencias génicas.

Se ha probado que la selección artificial ha sido efectiva, en muchos casos, en lograr diferencias bien definidas entre razas y tipos dentro de las especies de animales de granja, tanto para modificar algunos rasgos cualitativos como los cuantitativos.

Importancia del ambiente en la selección y mejora

Uno de los mayores errores que se han cometido, en casi todas partes, es pretender la implantación de un programa de mejora animal sin tener en cuenta las condiciones no solo del clima, sino también de la mejora agrícola y del ambiente económico-social.

El ganadero y también las autoridades administrativas, en su afán de caminar más rápidamente desatienden los principios básicos de la aclimatación y la adaptación de los animales importados.

La adaptación de los animales lecheros o cárnicos y su proceso de mejora no pueden separarse de la mejora agrícola, de la producción forrajera de mejor calidad y de la posibilidad de alimentar adecuadamente a los animales durante todo el año.

Paralelamente a la importación de animales procedentes de climas templados, es necesaria la creación de condiciones ecológicas que propicien el bienestar ambiental, mediante la siembra de árboles frondosos en las áreas de pastoreo y de las vaquerías, para protegerlos de la fuerte irradiación solar y del calor.

La política de mejora en el trópico es una materia muy compleja, porque depende de muchos factores que han de ser tomados en consideración, como son: el desarrollo de la agricultura, la posibilidad de destinar cultivos a la alimentación animal, las condiciones sociales y económicas de vida de los ganaderos, las facilidades para valorizar la leche a un nivel compatible con los mayores gastos de manutención. Una vez valoradas todas estas facetas del problema, se llega a la conclusión de que la mejor vaca no es muchas veces aquella que produce más leche, sino, la que mejor se adapte a todos los requisitos bajo las cuales tendrá que ser forzosamente explotada.

El programa de mejoramiento genético no debe limitarse a conocer cuáles son las razas europeas mejores productoras de leche o de carne, sino en crearles las condiciones para presérvalas mejor de las inclemencias del clima tropical y establecer un programa alimenticio adecuado a las susceptibilidades de su aparato digestivo y a sus necesidades nutritivas de acuerdo con las funciones a las que son destinadas a su aparato digestivo. Si estos aspectos no se cumplen, las razas importadas no se adaptan convenientemente porque les fallan los mecanismos de resistencia ambiental recogidos en la ley ecológica de los *Factores Limitantes*.

Esta ley se refiere *al efecto limitante del exceso o déficit de cualquier factor ambiental sobre el rendimiento. De manera que la posibilidad de subsistencia o de desarrollo y el rendimiento de un organismo están condicionados por la presencia reducida por debajo del nivel mínimo crítico o superando el nivel máximo de la tolerancia de un factor ambiental al cual se denomina "factor limitante".*

El clima cálido-húmedo del trópico, con dos estaciones de régimen irregular de lluvias, con temperatura del aire máximas de 30-35 grados Celsius, alta humedad relativa y alta irradiación solar, la abundancia de parásitos externos e internos, las enfermedades tropicales, así como los prolongados períodos de sequía, con el consiguiente déficit de alimentos, constituyen los principales factores limitantes para la ganadería. Añádase a esto los arraigados hábitos de los ganaderos de no producir alimentos para sus animales, ni de conservarlos para tiempos de penuria alimenticia.

Por fortuna, existe la posibilidad eventual de la compensación para reducir el efecto de un factor limitante cualquiera. Así, se ha demostrado que el uso de una alimentación adecuada en el ganado lechero puede disminuir sustancialmente el efecto nocivo de las altas temperaturas tropicales, hasta determinados rangos.

Puede deducirse entonces que, como resultado lógico e importante para la cría de los animales domésticos, es evidente la necesidad de que cada forma de selección artificial sea condicionada simultáneamente por la mejora de las condiciones del ambiente.

Relación entre la varianza ambiental y el genotipo

Los factores o genes que afectan la variación continua son muchos, y lo hacen de forma acumulativa; por ejemplo, si un toro presenta un peso muy alto y otro un peso muy bajo, la diferencia genética entre ellos estriba en que el toro de peso alto fue determinado por muchos genes que controlan este carácter y que dan lugar a un producto que aumenta el peso; por el contrario, el toro de peso bajo fue producido también por muchos genes que controlan este peso, genes alelos de los de peso alto que traen como consecuencia que no aumente tanto el peso.

Si, por ejemplo, siete pares de genes controlan el peso de los toros en una raza determinada, los genotipos para peso alto y bajo serían:

AABBccDDEEFFGG	(peso alto)
aabbCCddeeffgg	(peso bajo)

Las letras mayúsculas son alelos para peso alto y las minúsculas para peso bajo.

Cada alelo contribuye por igual en una cantidad determinada al aumento del carácter, a partir de un valor mínimo dado por el resto del genotipo.

El ambiente afecta el fenotipo producido por estos genes, de tal forma que muchas veces dicho fenotipo no se corresponde con el genotipo que lo determina.

En nuestro ejemplo, el genotipo de peso alto se traduce en un fenotipo de 800 kg, el cual podemos considerar como el que ocurre en un ambiente promedio. Pero si otros individuos con este mismo genotipo se criaran en un ambiente pobre en nutrientes, esto influiría en la cantidad del producto para el peso que controlan sus genes, y el peso real no sería de 800 kg, sino, por ejemplo, de 600 kg. Por el contrario, si el ambiente es favorable, aumenta el producto en cuestión, y el peso sería de 900 kg en lugar de 800 Kg.

En resumen, el fenotipo de todos los caracteres de variación continua está definido por una parte genética (genotipo) y en gran medida por una parte determinada por el ambiente donde se desarrolló el individuo.

El mejoramiento de los caracteres explotados por el hombre en plantas y animales presenta este tipo de variación continua; por consiguiente, la mejora del ambiente donde se crían éstos es de vital importancia, puesto que con ello lograremos que se expresen en el fenotipo los mejores genotipos para su selección.

En los cruzamientos de individuos que difieren en algún carácter de variación continua, los genes que controlan éste se segregan independientemente y recombinan entre sí, siguiendo los principios descubiertos por Mendel.

El hecho de que no se observen los fenómenos de dominancia y recesividad ni las proporciones mendelianas en la F_2 en estos cruces, obedece al peculiar efecto acumulativo que tienen estos genes. La mayoría de los caracteres de variación continua presentan este peculiar modo de herencia.

Respuesta a la selección

En general, el propósito de un programa de selección en una población animal es seleccionar como padres de la próxima generación a los individuos cuya progenie, como grupo, tengan el más alto mérito genético para el rasgo o los rasgos en cuestión. Esto es equivalente a seleccionar como padres de la siguiente generación aquellos cuyo mérito genético aditivo sea el más alto. Si esto se cumple, la media de la población cambiará de una generación a la siguiente. Esta es la *respuesta a la selección*, que se simboliza como **R** y que se define como la diferencia que existe entre la media fenotípica de los descendientes de los individuos seleccionados como progenitores y la media de la población original; el valor obtenido recibe el nombre de *diferencial de selección* y se simboliza como **S**.

Dicho en otras palabras, el cambio producido por la selección que más importa es el de la media de la población. Este cambio es la *respuesta de selección*.

La media de la selección aplicada es la superioridad promedio de los progenitores seleccionados y se llama *diferencial de selección*.

El coeficiente de la respuesta sobre el diferencial de selección es igual a la heredabilidad y la respuesta se da por medio de:

$$R = h_2 S$$

La desviación de la progenie con respecto a la media de la población es, por definición, el valor reproductivo de los progenitores y en esta forma la respuesta es equivalente al valor reproductivo de los progenitores. Se concluye, por tanto, que el valor esperado de la progenie se da a través de la expresión:

$$R = h_2 \, S$$

El diferencial de selección

El valor de presión de selección aplicado a un rasgo particular se conoce como *diferencial de selección*. Este *diferencial* es la diferencia promedio entre el promedio del rebaño y el promedio de los individuos dentro del rebaño que se retienen con propósitos reproductivos.

Utilizaremos el espesor de la grasa del lomo del cerdo como ejemplo: El promedio del espesor de grasa de un grupo de cerdos fue de 37,5 mm a los 100 kg de masa corporal.

De este grupo, verracos y cerdas, fueron seleccionados los que promediaron 28,5 mm de espesor de grasa a los 100 kg. El diferencial de selección es la diferencia entre el promedio de todos los cerdos de ese grupo (37,5) y el promedio de los individuos retenidos con propósitos reproductivos (espesor de la grasa de las cerdas más el espesor de la grasa de los verracos dividido entre dos), o 9,0 mm.

En general, cuanto mayor sea el diferencial de selección, mayor será el progreso que se pueda esperar al hacer la selección.

Un cierto número de factores puede afectar el valor del diferencial de selección. Entre ellos tenemos, el número de animales que pueden ser descartados en el proceso de selección como reproductores, o el número de animales que se necesitan para mantenerlos con propósitos de remplazo.

La cantidad de rasgos seleccionados tendrá una tendencia a reducir el valor del diferencial de selección para cualquiera de los rasgos. La razón de esto es que un animal que es excelente en un rasgo puede ser mediocre en otro o en varios otros.

En otras palabras, es mucho más difícil encontrar un individuo que sea excelente para varios rasgos, que otro que sea excelente para uno solo. Por esta razón, es conveniente que no se seleccionen demasiados rasgos al mismo tiempo.

Intensidad de selección

La desviación estándar, que es la que mide la variabilidad, es una propiedad del carácter de la población y proporciona las unidades con las cuales se expresa la respuesta, esto es, tantos kilogramos, tantos milímetros, tantas setas, etc.

La respuesta a la selección puede generalizarse si tanto la respuesta como el diferencial de selección se expresan en términos de la desviación estándar fenotípica.

Entonces: $\boxed{\dfrac{R}{aP}}$ es una medida generalizada de la respuesta, por medio de la cual podemos comparar diferentes caracteres y diferentes poblaciones para llevar a cabo la selección. El diferencial de selección "*estandarizado*" se llama la intensidad de selección, y se simboliza con **i**.

La intensidad de selección, **i**, depende únicamente de la proporción de la población incluida en el grupo seleccionado y puede ser determinada por medio de las tablas de la distribución normal, siempre que la distribución de los valores fenotípicos sea normal.

Índice de selección

Para hacerlo se utiliza el método de ganancia de puntos o score total, el cual consiste en seleccionar todos los rasgos simultáneamente, mediante el uso del índice de mérito neto, construido por la adición, en una sola cifra, los créditos y penalidades dadas a cada animal, acorde al grado de su superioridad o inferioridad en cada rasgo. Este proceder recibe el nombre de, método del *índice de selección*.

Factores que condicionan la salud biológica

Animal saludable

Para comprender lo que es la herencia de la salud tenemos que definir lo que es un animal saludable.

Animal saludable es aquel que desde su nacimiento da muestras de poseer las condiciones para vencer los factores adversos del medio natural. Muestra al nacimiento un físico bueno y sin defectos. Crece con ritmo, alcanza un perfecto desarrollo y se reproduce adecuadamente.

Quiere decir que precocidad, vigor físico, resistencia a las enfermedades, fertilidad y longevidad son algunos de los más importantes factores que condicionan la salud biológica. Por consiguiente, la herencia de la salud es la capacidad de los animales para transmitir a sus descendientes los mencionados factores.

Apreciación de la salud hereditaria por el fenotipo respectivo

La apreciación de la salud hereditaria conforme al fenotipo correspondiente incluye la prueba fenotípica del reproductor a los caracteres favorables o no de origen hereditario.

De ningún modo debe olvidarse que, la mayoría de los defectos hereditarios que nos resultan conocidos tienen un carácter recesivo. Quiere esto decir que un animal aparentemente saludable puede ser portador de un carácter hereditario desfavorable.

Apreciación de la salud hereditaria conforme a los antepasados

La segunda posibilidad de la apreciación de la salud de un reproductor es la que se lleva a cabo en virtud de sus antepasados y parientes. Precisamente la selección por el pedigrí o genealogía ha logrado gran significación con respecto a la consecución de conformación y rendimientos deseados.

Este tipo de apreciación de la salud se puede considerar de utilidad para aplicar la selección a animales jóvenes que no tienen registros propios de producción. Pero tiene la desventaja de que cambien las condiciones ambientales en las que fueron evaluados los antecesores con relación a las que se esté evaluando el individuo.

Apreciación de la salud heredada por la descendencia

El tercer término lo constituye la apreciación de la descendencia lo cual no es siempre posible en los animales mayores por su duración. Sin embargo, este método ofrece las mejores posibilidades para el diagnóstico de las faltas hereditarias y las disposiciones desfavorables (indeseables) de un reproductor.

Esta es la forma más precisa para evaluar el valor genético de un individuo, ya que estudia a la progenie de diferentes individuos para determinar cuál grupo es superior.

Resistencia hereditaria a las enfermedades

La resistencia es aquella propiedad del organismo a rechazar o resistir las enfermedades infecciosas y a condiciones ambientales desfavorables. Se encuentra condicionada a una serie de factores fisiológicos, bioquímicos o inmunológicos, los cuales a su vez se encuentran controlados genéticamente.

Debido a la gran complejidad de la resistencia ha sido necesario clasificarla para su evaluación en:

1- Resistencia a los factores ambientales desfavorables
2- Resistencia a las deficiencias nutritivas
3- Resistencia a las enfermedades infecciosas

Resistencia a los factores ambientales desfavorables

Se evalúa a través de las propiedades de adaptación, por medio de las cuales el organismo recibe la capacidad de sobrevivir en determinadas condiciones.

Las posibilidades de adaptación están determinadas por el genotipo de cada individuo y la posible amplitud de esta capacidad a nivel poblacional se denomina homeostasis genética.

Resistencia a las deficiencias nutritivas

Se conoce su existencia en la mayoría de las especies, pero sobretodo en las aves domésticas. Algunas líneas de aves poseen una mayor capacidad para tolerar dietas deficientes en algunos aminoácidos.

Resistencia a las enfermedades infecciosas

Uno de los mecanismos de resistencia de mayor importancia es la llamada inmunidad natural, otro mecanismo de resistencia es la reacción defensiva celular del organismo.

Se ha demostrado que es posible seleccionar basándose en la resistencia genética contra ciertas enfermedades.

Esta selección es muy difícil de realizar en las especies mayores, debido a que los métodos para determinar la resistencia son muy complicados y además el intervalo de generación es muy largo. No obstante, algunas observaciones han mostrado que existe una resistencia genética contra la mastitis. Se ha determinado una mayor frecuencia de mastitis en las hijas de madres afectadas. La heredabilidad de la resistencia a esta enfermedad ha sido determinada entre 0,25 y 0,40.

Se han realizado observaciones semejantes que indican la resistencia genética contra la tuberculosis y algunas enfermedades protozoarias en ganado bovino; contra la adenomatosis hepática, parasitosis y gangrena en ovejas, contra brucelosis, erisipela y rinitis atrófica en el cerdo.

No obstante, con excepción de las aves, el mejoramiento genético de los animales domésticos mediante selección para la resistencia contra algunas enfermedades es una posibilidad aún lejana, debido a las dificultades prácticas y económicas que significa el llevarla a cabo.

Heredopatología

Es la ciencia que se ocupa de la higiene de la herencia y estudia de forma general los fenómenos y leyes relacionados con la herencia de las enfermedades, anomalías, deformaciones, así como todas las anormalidades constitucionales y debilidades orgánicas que presentan los animales al nacimiento o posteriormente como consecuencia de factores hereditarios patológicos recibidos de uno a ambos progenitores.

Genes letales y subletales

En todas las poblaciones se encuentran en determinados loci de los cromosomas los alelos responsables de provocar, en sus portadores, defectos más o menos expresivos o causar la muerte.

A las malformaciones de reconocida causa genética se les llama defectos hereditarios a diferencia de las fenoscopias que son anomalías por perturbaciones externas que acontecen en el curso del desarrollo embrionario. En este caso el código genético es normal, pero el curso de la morfogénesis está perturbado.

Desde el punto de vista de la mejora genética, al criador le interesan principalmente las taras no letales que puedan aparecer en los animales de forma expresiva o solapada, y que son motivos de descarte.

Defectos o factores hereditarios no letales provocados por herencia autosómica recesiva (*genes de penetrancia incompleta*)

- **Lordosis** - Desviación de la columna vertebral hacia abajo.
- **Sifosis** - Desviación hacia arriba.
- **Escoliosis** - Hacia uno de los lados.
- **Grupa doble** - Hipertrofia de los músculos de la grupa.
- **Paresia espástica** - Acortamiento del tendón de Aquiles en una de las extremidades posteriores, alterando el aplomo.
- **Espasmofilia** - Contractura espasmódica involuntaria de la musculatura esquelética. Hiperexitabilidad mecánica y eléctrica del SN que crea una predisposición a la contractura espasmódica. Se parece a la tetania.
- **Hermafroditismo** - Estado intersexual.
- **Enfermedad de las novillas blancas** - Enfermedad hereditaria asociada o no al color blanco de la piel y que afecta el desarrollo de los conductos de Müller.
- **Hipoplasia gonadal** - Subdesarrollo total o parcial de las gónadas.
- **Criptorquidia** - Retención de los testículos en la cavidad abdominal.
- **Fimosis** - Estrechez congénita del prepucio que imposibilita la salida del pene.

- **Frigidez constitucional -** Disminución o ausencia de la libido sexual en el macho. Indiferencia o apatía sexual.
- **Hernias abdominales**
- **Hernia umbilical**
- **Hernia inguinal y escrotal**

Capítulo 3

Métodos de selección

Contenido:
Introducción. Evaluación del valor genético. Selección basada en la individualidad. Selección basada en los ascendientes. Selección basada en los parientes colaterales. Selección basada en la descendencia. Selección Tándem. Selección basada en la integridad y funcionabilidad del aparato reproductor. Modelo animal mediante la metodología BLUP. Ciencias genómicas. Algunas aplicaciones de los marcadores moleculares en ganadería. Valor predictivo de la selección genómica.

Introducción

El valor fenotípico de los caracteres es la única vía que puede determinarse directamente bajo las condiciones ambientales existentes. Cuando se aplica a la producción lechera de las vacas, por ejemplo, el valor fenotípico proporciona una valoración muy incierta del genotipo del animal individual. Este carácter, además, está limitado por el sexo, ya que no se manifiesta en el macho. Sin embargo, es preciso calcular el valor de los genes que el toro puede transmitir a sus descendientes, es decir, su valor como reproductor.

Evaluación del valor genético

La determinación del valor de un reproductor se basa en el cálculo del efecto medio de los genes que un individuo transmite a sus descendientes en apareamientos al azar dentro de la población. En este aspecto no se presta atención a la edad del animal; pero cuanto antes se comprueba a un macho es mejor.

El valor general de los reproductores viene determinado por el efecto aditivo (medio) de los genes en las combinaciones en que pueden presentarse dentro de su población.

El valor especial, depende de las modificaciones que experimenta el efecto aditivo de los genes como consecuencia de la dominancia y de la epistasis.

Selección basada en la individualidad

Esta selección está basada en el fenotipo propio del individuo. La selección puede ser hecha para algunos rasgos, tales como conformación, tasa de crecimiento o calidad de la canal.

La selección según fenotipo propio proporciona buenos resultados cuando la heredabilidad es alta, aunque su efecto disminuye al descender la misma su valor.

El que la selección por fenotipo propio sea característica de rasgos de alta heredabilidad se fundamenta en que en estos casos el fenotipo refleja en una alta probabilidad el genotipo y por tanto pueden transmitirlo a sus descendientes.

La mayor desventaja de la selección según fenotipo propio es que, a menudo, los efectos ambientales y genéticos son difíciles de distinguir y por este motivo es necesaria la comparación con propósitos de selección bajo un ambiente estándar.

Selección basada en los ascendientes

La selección genealógica está basada en las características de sus antecesores (ancestros y colaterales), las cuales están registradas en los animales de raza pura en el pedigrí o álbum genealógico, el que puede ser adquirido para analizar el comportamiento productivo de estos antepasados en cada generación.

Esta selección, basada en los ascendientes, se realiza para elegir de un grupo de reproductores jóvenes que aún no se les ha realizado la prueba de progenie, los más destacados genealógica y morfológicamente para ser empleados como futuros reproductores.

De igual manera se estudia el pedigrí cuando se va a adquirir un toro o semen del mismo con determinadas características deseables para aparear con hembras o rebaños a los cuales se les desea mejorar esos caracteres en la descendencia como son: producción láctea, porcentaje de grasa en leche, morfología etc.

También el pedigrí es utilizado para seleccionar individuos no emparentados con la población hembra en evitación de la consanguinidad y favorecer la heterosis interlineal o interfamiliar.

Además, el pedigrí permite agrupar a los reproductores por parentesco y formar líneas genealógicas, cada una de ellas sobresaliente en algún carácter productivo, la cual puede emplearse al querer mejorar ese carácter.

La formación de estas líneas en un país de una raza determinadas crea la estructura de raza, la hace más plástica, posibilita la realización de una selección más intensa y eficaz y evita fundamentalmente la consanguinidad, favoreciendo la heterosis con la rotación adecuada de las líneas de toros en el empleo masivo de la inseminación artificial.

Selección basada en los parientes colaterales

Estudio del pedigrí

Para conocer la ascendencia del individuo es necesario recurrir al libro genealógico que se lleva en los centros de crianza. En este libro se llevan los registros de todos los datos más importantes que atestiguan el valor zootécnico del animal para la producción lechera, o cárnica, en relación con la ascendencia y descendencia del animal en cuestión.

Es, por así decirlo, un árbol genealógico en el que, además de los nombres y el parentesco directo de la familia, se inscriben las producciones de las hembras y los machos, en la escala de ascendencia o descendencia.

Los libros genealógicos son muy importantes en la mejora de las razas y están organizados en razas o sub-razas, como es el caso de la holando-argentina, carnation, indo-brasileña, etc.

Es un trabajo que debe ser organizado por las asociaciones de ganaderos, a fin de que pueda contar con un número suficientemente elevado de inscripciones y que permita el intercambio de datos con vistas a la selección o elección de los reproductores más aconsejados en cada caso especial. Es muy difícil establecer una nueva raza sin recurrir al libro genealógico y sin la garantía de colaboración de varios ganaderos.

Cuando los animales de razas puras no están inscritos en los libros de razas puras (Herd Book) pierden valor económico pues sus propietarios no poseen ningún documento que acredite a sus animales como puros y ningún comprador se arriesgaría a una inversión sin garantía.

Estos libros de razas han servido para mantener las características raciales toda vez que no admite animales que no respondan al prototipo de la raza, que tengan defectos morfológicos, o rasgos de mestizaje etc.

Todas las razas que se hallan ampliamente difundidas tienen sucursales en cada país para garantizar los requisitos raciales.

En el pedigrí oficial mediante siglas, generalmente en inglés, aparece la siguiente información:

a) Clasificación morfológica y porcentaje de esa calificación en los récords de la raza de cada individuo contenido en el pedigrí y de su descendencia.

Ejemplo:

Padre:

Evaluación	Puntos
Excellent	≤ 90
Very good	85-89
Good plus	80-84
Good	75-79
Fair	65-74
Poor	> 65

b) Sumario de producción de las hijas de cada toro en leche y grasa en 305 días de lactancia según edad o lactancia (el promedio total de las que completaron su lactancia) y el por ciento de grasa. Estos promedios totales son también reflejados en puntos de **B.C.A.** para leche y grasa y el número de hijas que fueron comparadas en la prueba de descendencia con compañeras de hato (**D.W.H**) o con contemporáneas (**C.C**) y los puntos de **B.C.A** promedio alcanzados.

Significación de estas siglas:

- **B.C.A. (Breed Class Average)** o promedio de la raza por edad o categoría. Es el índice de producción de leche y grasa promedio de la raza para cada edad o lactancia.

- **Un punto de B.C.A.** equivale a 100 lb de leche (54,5 kg) y 100 puntos de B.C.A. Representa la media productiva en leche y grasa para esa edad o categoría.

- **D.W.H. (Daughter with Herdmates)** o hijas comparadas con compañeras de establo.

- **El D.W.H.** son records de producciones de vacas en su primera lactancia (2 años) comparadas con la producción de sus compañeras de hato que parieron en la misma estación del año. Estos records se expresan en términos de B.C.A. Un toro con 200 hijas con +8 puntos de B.C.A. significa que su descendencia mejora el promedio de la raza en 8 puntos en grasa o leche.

- **C.C. (Comparyson Contemporary)** o comparación con contemporáneas es un método muy utilizado de prueba de progenie basado en la comparación de las hijas de un toro con contemporáneas hijas de otros toros que hayan parido en la misma época del año y en igualdad de condiciones.

- **W. (Weigthing)** el número de hijas y contemporáneas que entraron en prueba se denomina *Weigthing* o (*hijas efectivas*) para utilizar un factor que pondera la participación de las hijas del toro y las contemporáneas. Mientras más elevado sea este número, mayor es la seguridad de sus resultados.

c) Los premios de exposiciones o ferias obtenidos por el animal o por su progenie como son: **All Canadian, Reservado All Canadian** y **Mención Honorífica**.

- De igual manera el reconocimiento de la lista de honor (**Honor List**) que corresponden a las vacas que han tenido producciones superiores de 100,000 lb de leche.

- **Superior Type** (*Tipo Superior*): se le otorga al toro con hijas que superen al promedio del tipo (*morfología de la raza*).

- **Class Extra:** Cuando se obtienen los dos premios anteriores por dos años consecutivos.

- En los EE.UU. se equiparán con **Gold Medal** (*Medalla de Oro*) al **Class Extra** y se les otorga **Silver Medal Production and Type** (*Medalla de plata por producción y tipo*) que son equivalentes a los premios Superior Production y Superior Type utilizadas en Canadá.

d) Los records de producción de las hembras, su producción de por vida y el promedio de sus índices de B.C.A. en esas lactaciones:

- **2y-3y:** significa 2 años-3 años, es decir, 2da y 3ra lactancia.

- **3x:** significa tres ordeños, de no estar indicado en el pedigrí que sólo se realizaron dos ordeños.

Debe vigilarse en el pedigrí que la mejora productiva que se refleja por los datos sea progresiva, es decir, los padres deben poseer valores más altos que los abuelos y éstos que sus ancestros.

Desventajas del pedigrí

Las desventajas del pedigrí se pueden señalar de la siguiente manera:

a) La heredabilidad incompleta de los caracteres.

b) Las diferentes posibilidades de combinación resultantes de la segregación mendeliana en caracteres con herencia poligénica.

c) Los registros de producción de los antepasados pueden tener varios años y haberse obtenido en condiciones ambientales diferentes a las del individuo que se está evaluando.

Si la herencia fuese totalmente aditiva y $h_2 = 1$, entonces bajo un punto de vista estadístico cada uno de los padres sería responsable del 25 % de la variación de la descendencia y el 50 % restante debería ser atribuido a la segregación mendeliana.

Esta es la máxima información que se puede conseguir con el pedigrí, considerando ambos padres y para cada antepasado, se reduce a la mitad y así sucesivamente, por lo que el peso fundamental debe ser dado a los antepasados más recientes y más allá de la tercera o cuarta generación no debe ser considerada ya que tendría muy poca influencia.

A pesar de esas consideraciones, el pedigrí puede ser usado para decidir cuando dos o más animales son muy similares en su comportamiento, pero uno tiene un pedigrí más deseable que el otro.

La información del pedigrí es también muy útil cuando los animales son seleccionados a una edad joven y no es conocida su producción en la identificación de familias superiores.

Selección basada en la descendencia

Este método de selección de toros está basado en la descendencia hembra del mismo por lo que se denomina *prueba de progenie*.

Es considerado como el más fidedigno y veraz en la valoración del reproductor para la mejora racial y productiva.

El rendimiento y la calidad de la descendencia proporcionan la respuesta final sobre el empleo de un animal como reproductor.

Las pruebas de progenie son muy útiles para determinar caracteres que se expresan solamente en un sexo, tales como la producción de leche, producción de huevos y también son útiles para medir aquellos rasgos que no pueden ser medidos en el animal vivo, como las características de la canal.

Existen varios métodos de prueba de progenie, pero nos referiremos solamente a las más empleadas y conocidas.

Comparación madre-hijas

La Asociación Holstein-Friesian de América (1966) seleccionan a los toros haciendo comparaciones entre la producción de las hijas y de las madres, sobre la base de ordeños diarios equivalentes en edad adulta, exigiendo los siguientes requisitos:

a) No menos de 10 pares de hijas-madres, con no menos de 15 lactaciones controladas de las hijas.

b) El promedio del porcentaje graso de las hijas debe ser como mínimo 3,4 %.

c) El promedio de producción de las hijas, debe ser no menor que el de la raza (6 251,4 kg de leche y 231,0 kg de grasa) y debe superar el *expectancy* establecido de antemano, de acuerdo con el número de pares de hijas-madres en cantidad variable. Dicho expectancy es el punto medio entre el promedio de la raza y el promedio de las madres.

Comparación contemporánea (C.C.)

En la evaluación de la prueba de progenie, la producción de leche es afectada por diferencias ambientales de un rebaño a otro en un cálculo de 80 a 90 %.

Para vencer el efecto de esta variación se desarrolló el método de C.C. en la cual la primera lactancia de las hijas de un toro es comparada con las hijas de otros toros del mismo rebaño y tiempo.

La *exactitud o precisión* de la comparación depende principalmente del número de hijas efectivas. A mayor cantidad de éstas y a más pruebas efectuadas el mérito de la evaluación es mayor.

Se considera también la composición y estructura de la leche al hacerse la selección final.

Notas:

1- Cada rebaño y cada año es tratado por separado.

2- La producción de las contemporáneas es restada de la producción de las hijas de los toros evaluados para dar la diferencia promedio. Cuando no existen contemporáneas el registro de las hijas es excluido del cálculo.

3- Para el énfasis correcto cada diferencia debe ser ponderada de acuerdo con el número de hijas y contemporáneas en el que está basado.

4- La diferencia total ponderada es dividida entre el total de hijas efectivas para dar el resultado de la C.C. Una refinación del método es el uso de "factores de peso" (Weighting factors) o hijas efectivas.

El **weighting** dado a cada registro se calcula por la siguiente fórmula:

$$\frac{\text{No. de hijas} \times \text{No. de contemporáneas}}{\text{No. de hijas} + \text{No. de contemporáneas}}$$

Ejemplo:

1	hija con	3	contemporáneas	=	0,7	efectivas
2	hijas con	2	contemporáneas	=	1,0	efectivas
3	hijas con	2	contemporáneas	=	1,2	efectivas
3	hijas con	5	contemporáneas	=	1,9	efectivas

Esto significa que dos hijas y dos contemporáneas suministran la misma cantidad de información que una hija en una estación de prueba de progenie, cuando las condiciones son perfectamente controladas.

En Canadá se exige un mínimo de 20 hijas efectivas para que se publiquen oficialmente los resultados de la comparación contemporánea.

Un toro con una valoración de +2 está un 2 % por encima del promedio de la raza, esperándose que sus hijas produzcan un 2 % (o dos puntos B.C.A.) también por encima de dicho promedio. Un punto B.C.A. equivale a 100 libras de leche en la raza Holstein y algo menos en otras razas lecheras.

Según parientes colaterales

Los parientes colaterales son aquellos que no están directamente relacionados con un individuo, como si lo están sus ascendientes y su progenie, es decir son sus hermanos, tíos, sobrinos, primos, de un animal determinado.

Los parientes colaterales más comúnmente utilizados son las familias de hermanos y medios hermanos ya que puede suministrar información muy valiosa sobre el valor de un individuo como reproductor, especialmente cuando la heredabilidad del carácter es baja y son numerosos los grupos de hermanos.

Cuando un verraco ha engendrado varias camadas con distintas cerdas, puede obtenerse información sobre:

1- El rendimiento de sus propios hijos.
2- El grupo de hermanos de padre y madre a que pertenece.
3- Los grupos que son medios hermanos de él.

En toda selección familiar debe tenerse presente una causa de error como consecuencia de que los parientes puedan vivir en condiciones ambientales diferentes.

Selección Tándem

Se selecciona primero para un rasgo hasta que es mejorado, luego para un segundo rasgo, hasta que finalmente cada rasgo ha sido mejorado a un nivel deseado.

Según niveles independientes

En este se establece un cierto nivel de mérito para cada rasgo y todos los individuos por debajo del nivel son descartados, independientemente de la superioridad o inferioridad en los demás rasgos.

Selección basada en la integridad y funcionabilidad del aparato reproductor

Un aspecto importante a tener en cuenta en el momento de incorporar un animal al programa reproductivo es evaluar la integridad anatómica y funcional de su aparato reproductor. De nada vale que un animal posea un excelente genotipo y conformación externa, si su aparato genital presenta defectos que limitan o impiden la fertilidad, o es portador de genes indeseables. Esta evaluación deberá realizarse por un veterinario conocedor de ginecología o de andrología veterinaria.

Selección de la hembra

La evaluación requiere un examen clínico externo e interno. Se inspeccionará la vulva en cuanto a tamaño proporcional, persistencia del himen o cualquier otro defecto. Se hará un examen vaginal para comprobar su longitud y permeabilidad.

Para la inspección del aparato genital interno, se hará una exploración rectal en la que se evaluará el tamaño, la forma y la consistencia del cuello, cuernos uterinos, trompas y ovarios. Esto se hace con el fin de detectar posibles alteraciones en el desarrollo de esos órganos, de carácter congénito o hereditario.

Las características anatómicas del aparato reproductor de todas las razas bovinas de la especie *Bos taurus* es muy similar a las del *Bos indicus*, excepto la de los ovarios y el cérvix.

El desconocimiento de las particularidades del tamaño y la forma de los ovarios del ganado cebú y sus mestizas, puede inducir a errores diagnósticos y a descartar animales por ser presuntamente hipoplásicos, o padecer de ovaritis o esclerosis ovárica.

En un estudio realizado por varios años, este autor caracterizó el tamaño y la forma de los ovarios y del cérvix de las hembras cebú y sus mestizas. Se pudo conocer que, en las novillas y en las vacas cebú comercial se presentan tres tipos de ovarios que se diferencian en tamaño y forma, pudiendo llegar a ser tan pequeños como un guisante (0.8 cm) y tan grandes como un bollo de maíz (5-5.5 cm).

Fue particularmente curioso que estos tres tipos de ovarios se observaran también en las novillas, aunque el ovario grande y abollonado de éstas, fueron de menor tamaño que el de las vacas. En cambio, el ovario pequeño, se encontró lo mismo en novillas que en vacas.

Debe destacarse que no se halló ningún grado de asociación entre el tamaño y la forma de los ovarios y el comportamiento reproductivo, masa corporal o la edad.

Esto significa que, los tipos de ovarios se encontraron tanto en novillas impúberes como en vacas viejas, recién paridas, preñadas etc., por lo que, este hallazgo debe ser considerado como una característica anatómica de esta subespecie *Bos indicus*.

En las novillas y las vacas de la raza cebú cubana se observó una mayor frecuencia del tipo de ovarios pequeños, pero no se encontró el tipo de ovarios grandes y abollonados, característicos de la cebú mestiza.

La observación realizada a novillas mestizas en cruzamiento regresivo ¾ cebú x ¼ Brown Swiss, mostró que en este mestizaje se presentaron los tres tipos de ovarios heredados de los progenitores cebú. En el cruzamiento absorbente Holstein x cebú (F_1), también se cumplió este mismo hallazgo en el 13 % de las vacas, pero no en las novillas. En ambos cruzamientos el porcentaje de cérvices hipertrofiados y deformados fue relativamente alto, lo cual indica que, los rasgos morfológicos gonadales y cervicales del ganado cebú se transmiten a través de la herencia y al parecer, tienen un carácter dominante.

A medida que el cruzamiento absorbente tendió hacia la homocigosis con predominio de genes *Bos taurus*, la frecuencia de aparición de los tres tipos de ovarios, principalmente el grande y abollonado, disminuyó hasta casi desaparecer ya en la segunda generación filial o F_2, pero el tipo de ovario pequeño se mantuvo con una frecuencia bastante alta. En cambio, el tipo de cérvix deformado propio del ganado cebú tendió a desaparecer con la homocigosis del *Bos taurus*.

Selección del macho

La exploración clínica del aparato reproductor es el procedimiento más efectivo y confiable para evaluar la aptitud reproductiva de un macho reproductor y se realiza con dos propósitos principales:

a) Seleccionar al animal como futuro reproductor.

b) Efectuar el diagnostico andrológico a un animal que presente trastornos reproductivos. Estas acciones son muy importantes ya que un macho reproductor vale por lo que es capaz de aportar en cuanto a la producción de descendientes.

La primera exploración clínica que se le haga a un novillo para evaluarlo como futuro reproductor, no tiene que ser completa, sino limitarla al examen externo de los testículos, principalmente, si están contenidos en el saco escrotal, su consistencia y su tamaño.

A la edad de 24 a 26 meses, deberá practicársele una segunda exploración clínica que incluya el examen general, la exploración de los testículos, el examen interno de las glándulas sexuales accesorias y la medición de la libido y el tiempo de reacción.

La exploración clínica del aparato reproductor que se le haga a un macho adulto destinado a la monta natural con problemas de infecundidad o baja fertilidad debe comenzar por la medición de la libido y el tiempo de reacción. Es decir, evaluar su desempeño durante la cópula.

A partir de esta evaluación, el andrólogo deberá decidir si vale la pena continuar con el resto de los exámenes o recomendar la eliminación del animal como reproductor.

Dinámica del desarrollo testicular

Se ha observado que los testículos de los toros describen un apreciable dinamismo de desarrollo en la etapa de crecimiento corporal que va disminuyendo progresivamente a medida que el animal se hace adulto, pero este proceso de crecimiento gonadal no tiene el mismo dinamismo en todas las razas.

Esto puede apreciarse más claramente cuando se comparan los valores testimétricos de toros de diferentes razas en los Cuadros 3-1 al 3-5, que describen la dinámica del desarrollo testicular a diferentes edades.

En estudios realizados en Cuba, se comprobó que, los toros Brown Swiss tuvieron un desarrollo más dinámico que los Holstein hasta la edad de 13-16 meses; a partir esa edad los toros Holstein tuvieron un dinamismo testicular más intenso y sobrepasaron los valores testimétricos de los Brown Swiss (Cuadros 3-1 y 3-2).

En toros mestizos ¾ Holstein x ¼ cebú, se observó un mayor dinamismo en el desarrollo testicular en las edades de 6-11 y 12-17 meses. El desarrollo se mantuvo lento hasta la edad de 36-41 meses y disminuyó a los 42 meses. Una de las características en estos toros es el poco desarrollo de la longitud de los testículos en la edad de los ocho a once meses, comparado con la anchura y el espesor, lo que les confiere a los testículos una forma más bien ovalada (Cuadro 3-3).

En los toros ⅝ Holstein x ⅜ cebú, la mayor dinámica testicular se observa entre los seis y 17 meses. Al igual que los toros ¾ Holstein x ¼ cebú los testículos tienen poco desarrollo en longitud (Cuadro 3-4).

En los toros *Bos indicus*, el IVT fue 2,5 veces más bajo que en los toros *Bos taurus* a los 12 meses de edad y 180 puntos más bajo a los 24 meses. Sin embargo, los valores del índice de volumen testicular fueron similares cuando todos los toros alcanzaron los 36 meses de edad.

Estos resultados indican la necesidad de que el mejorador conozca la dinámica del desarrollo testicular de la raza de toros que va a someter a selección por tamaño testicular, principalmente en las edades de 12, 24 y 36 meses y no se guie por generalizaciones que pueden resultar engañosas.

A continuación, se exponen cinco cuadros con los valores de la biometría del testículo derecho de toros *Bos taurus* y sus cruzamientos con *Bos indicus*, que muestran la dinámica del desarrollo gonadal por edades.

Cuadro 3-1 Biometría testicular de toros Holstein

Edad en Meses	Largo	Ancho	Espesor	IVT
8-12	10,3±1,3	5,8±0,7	5,7±0,7	300±97
23-26	12,9±0,5	7,3±0,2	7,1±0,4	539±56
36-48	13,2±1,3	8,1±0,8	8,1±0,6	717±169

Cuadro 3-2 Biometría testicular de toros Brown Swiss

Edad en Meses	Largo	Ancho	Espesor	IVT
8-12	11,6±1,4	6,2±0,3	6,2±0,4	401±85
23-26	12,4±1,1	6,7±0,6	6,6±0,5	488±105
36-48	13,0±1,5	7,3±0,5	7,3±0,5	582±123

Cuadro 3-3 Biometría testicular de ¾ Holstein x ¼ cebú

Edad en Meses	Largo	Ancho	Espesor	IVT	CE
6-11	5,9+0,1	5,0+0,1	5,0+0.9	156±8	26,2+0,5
12-17	7,8+0,3	6,3+0,2	6,3+0,2	322±13	33,4+0,5
18-23	8,9+0,5	6,9+0,3	6,8+0,3	428±23	35,2+0,8
30-35	9,2+0,4	7,1+0,2	6,7+0,2	472±21	35,8+0,6
36-41	9,5+0,6	7,2+0,5	7,1+0,5	506±35	36,3+1,4

Cuadro 3-4 Biometría testicular de ⅝ Holstein x ⅜ cebú

Edad en Meses	Largo	Ancho	Espesor	IVT	CE
6-11	5,6+0,1	4,4+0,1	4,4+0,1	121±6	24,0±04
12-17	8,2+0,2	6,2+0,1	6,2+0,1	307±15	30,8±06
18-23	8,4+0,3	6,5+02	6,5+0,2	416±22	31,0±05
30-35	9,3+0,2	7,3+0,1	7,3+0,1	502±16	38,0±04
40-48	9,3+0,2	7,5+0,1	7,5+0,1	521±23	38,6±1,3

Cuadro 3-5 Biometría testicular de toros cebú

Edad en Meses	Largo	Ancho	Espesor	IVT	CE
12	8,4 ±0,8	3,8±0,6	3,7 ±0,6	115±17	18,2±1,4
24	11,2 ±0,9	5,8±0,2	5,8 ±0,7	360±36	30,0±3,0
36	12,8 ±0,8	6,4±0,5	6,3 ±0,9	519±11	32,0±0,5
48	13,3 ±1,4	8,5±0,6	8,1 ±0,6	926±169	41,0±3,0

Valores promedios ± desviación estándar en cm. Edad en meses. IVT= índice de volumen testicular. CE = circunferencia escrotal.

Estos resultados permiten al mejorador utilizar el tamaño testicular como un criterio de selección, puesto que es de esperar, que un novillo con un IVT o una CE altos pueda llegar a tener una producción espermática mayor que otro con valores más bajos.

Esto es cierto, pero el seleccionador debe interpretar la cualidad del tamaño testicular en su justo valor, puesto que lo más importante, es que las gónadas se encuentren dentro del rango mínimo considerado como normal, para los machos de la edad, corpulencia y raza de que se trate.

La experiencia demuestra que no siempre, los toros con testículos más grandes o voluminosos son los mejores como reproductores.

Modelo animal mediante la metodología BLUP

El desarrollo del modelo animal mediante la metodología BLUP, acrónimo de (Best Linear Unbiassed Prediction), que traducido al español significa *El mejor predictor imparcial lineal,* es capaz de estimar los efectos fijos (efectos ambientales sistemáticos) y predecir los efectos aleatorios (los valores genéticos de los candidatos a la selección).

La metodología BLUP se ha venido imponiendo paulatinamente para evaluar reproductores a partir de datos de campo.

Problemática de la evaluación genética

Las poblaciones de animales domésticos suelen vivir y reproducirse en los mismos rebaños durante toda su vida útil. Las prácticas ganaderas y sus consecuencias estadísticas que más pueden influir en la evaluación genética de los animales son:

a) Los apareamientos dirigidos

b) La selección

c) Los cambios en las varianzas genéticas

d) La existencia de subpoblaciones con diferentes niveles genéticos

El método más usado en la actualidad es el conocido por sus siglas BLUP. Aunque originalmente se diseñó para vacuno de leche, es de uso muy frecuente en otras especies.

La predicción del valor genético está basada en la utilización de la información recogida en los controles de producción, y el parentesco con otros animales también incluidos en el control.

Con las técnicas estadísticas actuales es posible combinar toda la información disponible acerca de las producciones de los animales de una población, de las circunstancias ambientales en las que dichas producciones tuvieron lugar y del parentesco entre ellos, para obtener una estima del potencial genético de cada individuo. La forma de combinar toda esta información es mediante la utilización de modelos estadísticos.

Un modelo estadístico es una descripción matemática simplificada de cómo la producción de un individuo tiene lugar basado en consideraciones genéticas y medioambientales.

Modelos Lineales

El análisis correcto de una muestra de datos biológicos comienza con una cuidadosa reflexión y una detallada descripción del modelo estadístico.

El método BLUP utiliza dos fuentes de información para efectuar la valoración genética de un animal, los datos de producción y la genealogía de los animales.

Las características más destacadas de la metodología BLUP serían:

1) **Utiliza toda la información disponible respecto a producciones**

    - Se incluyen todos los datos de los animales, tanto de los vivos como de los que ya no están en el rebaño, pero que en algún momento de la vida del rebaño tuvieron registros.

2) **Utiliza toda la información genealógica existente**

    - Esta información incluye los machos reproductores a través de su descendencia y hembras reproductoras que no tienen datos, pero sí descendientes con datos. Además de la descendencia se incluye la información de cualquier otro pariente conocido.

    - Se pueden utilizar machos reproductores ya desaparecidos, pero con descendientes en la población.

    - La metodología BLUP utiliza todos los parientes de todos los animales de la forma más eficiente para obtener el valor genético de todos los animales incluidos en la base de datos.

Las propiedades más sobresalientes del método BLUP son:

1) **La metodología BLUP con el modelo animal tiene en cuenta los apareamientos concretos que se pueden producir en los distintos rebaños**

    - Esto es importante, pues indica que se tendrán en cuenta los posibles apareamientos dirigidos que el ganadero pueda querer hacer.

2) **La genealogía de cada animal es una fuente de información de gran importancia a la hora de evaluar genéticamente los animales**

    - Es evidente que, si un semental tiene un grupo de hijos con pesos elevados a una determinada edad, es señal de que este macho tuvieran un trato diferente respecto a los otros sementales, y esto nos falsearía las comparaciones entre sí de estos.

3) **Las valoraciones genéticas obtenidas mediante BLUP están referidas a una población base cuyo valor genético es cero**

    - Esta población base está constituida por todos aquellos animales con padre y madre desconocidos. Si de un animal se desconoce su padre y madre, el BLUP supone que pertenece a la generación base y por consiguiente le asignará una predicción genética diferente a la que le correspondería realmente.

4) **La valoración genética de un animal solo será útil si se ha obtenido con un cierto grado de fiabilidad, seguridad o precisión**

    - El BLUP nos proporciona dicha precisión y depende de la cantidad de información que se posee de cada animal. La precisión oscila entre cero y uno.

5) **Los cambios en la varianza genética como consecuencia de la selección y consanguinidad son tenidos en cuenta a través de la matriz de varianzas-covarianzas genéticas**

- Esta matriz integra toda la información genealógica, teniendo en cuenta los apareamientos y la posible consanguinidad.

6) **La metodología BLUP para obtener predicciones genéticas, supone que se conoce sin error la heredabilidad del carácter**

    - Una sobreestimación de la heredabilidad conduce a una evaluación basada más en las producciones que en la genealogía y, por el contrario, una heredabilidad subestimada le da más importancia a la genealogía. En todo caso, ninguna de las dos situaciones conduce a evaluaciones óptimas.

Ciencias genómicas

Genómica es el conjunto de ciencias y técnicas dedicadas al estudio integral del funcionamiento, el contenido, la evolución y el origen de los genomas.

Es una de las áreas más vanguardistas de la biología. La genómica usa conocimientos derivados de distintas ciencias como la biología molecular, la bioquímica, la informática, la estadística, las matemáticas, la física, etc.

Las ciencias genómicas han tenido un importante auge en los últimos años, sobre todo gracias a las tecnologías avanzadas de secuenciación de ADN, a los avances en bioinformática, y a las técnicas cada vez más sofisticadas para realizar análisis de genomas completos.

El desarrollo de la genómica ha contribuido al avance de distintos campos de la ciencia como la medicina, la agricultura, etc.; gracias al descubrimiento de secuencias de genes necesarias para la producción de proteínas de importancia médica y a la comparación de secuencias genómicas de distintos organismos.

En varios países como Estados Unidos, la Unión Europea y Japón se han realizado enormes proyectos para secuenciar el genoma de diversos organismos modelo. Probablemente el más conocido es el Proyecto Genoma Humano.

En la actualidad se cuenta además con importantes servidores de acceso público, como el del NCBI (National Center for Biotechnology Information), que permiten que cualquier usuario con conexión a Internet acceda a la secuencia completa del genoma de decenas de organismos y a las secuencias de cientos de miles de genes de distintos organismos.

A diferencia de la genética clásica que a partir de un fenotipo, generalmente mutante, busca el o los genes responsables de dicho fenotipo, la genómica tiene como objetivo predecir la función de los genes a partir de su secuencia o de sus interacciones con otros genes.

Así, la genómica tiene un enfoque distinto para responder preguntas biológicas cuando se compara a otras ramas de la biología más tradicionales.

Selección genómica

El genoma es la totalidad de la información genética que posee un organismo o una especie en particular. El genoma en los seres eucarióticos comprende el ADN contenido en el núcleo, organizado en cromosomas, y el genoma mitocondrial. El término es un acrónimo de las palabras gene y cromosoma.

Los organismos diploides tienen dos copias del genoma en sus células, debido a la presencia de pares de cromosomas homólogos. Las células sexuales son haploides porque solo contienen una copia.

La secuenciación del genoma de una especie no analiza la diversidad genética o el polimorfismo de los genes. Para estudiar las variaciones de un gen se requiere la comparación entre individuos mediante el genotipado.

Marcadores moleculares

Las técnicas de análisis molecular que permiten la detección de la variabilidad genética directamente a nivel de la molécula de ADN se basan en diferentes tipos de marcadores moleculares.

Estos marcadores genéticos se utilizan en la construcción de mapas genómicos de las diferentes especies animales, con vistas a la detección y manipulación de efectos génicos individuales de naturaleza cuantitativa (locus de rasgo cuantitativos o QTL) en programas de mejoramiento animal, o cualitativos en estudios de resistencia a enfermedades, pureza racial o verificación de la ascendencia.

La ganadería, y en especial lo relacionado con la industria lechera, ha sido líder de la producción animal al aprovechar los frutos de las nuevas técnicas biotecnológicas, lo que contribuirá indudablemente en los próximos años, a lograr un aumento de la producción de leche.

En esta industria la implementación de la inseminación artificial y la transferencia de embriones han extendido el mercado genético, a lo que se une la distribución del germoplasma de un simple parental para la realización de pruebas de progenies con el fin de estudiar de la evolución genética en diferentes condiciones de manejo y desarrollo.

En animales tenemos ejemplos de modelos desarrollados para evaluar enfermedades genéticas humanas, el uso de animales para la producción de drogas y como fuente donante de células y órganos, por ejemplo, el uso de animales para la producción de proteínas sanguíneas humanas o anticuerpos.

Para las enfermedades animales, la biotecnología provee de numerosas oportunidades para combatirlas, y están siendo desarrolladas vacunas contra muchas enfermedades bovinas y porcinas, que en los últimos tiempos han hecho mella en estos animales.

Esto se hace posible hoy en día, gracias a las nuevas tecnologías moleculares desarrolladas, con las cuales se logra la identificación de genotipos y el monitoreo de animales en poblaciones a partir de marcadores ligados a rasgos cuantitativos.

Métodos de detección de polimorfismo genético

La variabilidad genética es un atributo que no puede ser exhaustivamente medido. Es imposible examinar cada gen en cada individuo de una especie dada para obtener una enumeración completa de la variación genética de la especie; sin embargo, si se toma una muestra de una población es posible estimar su variabilidad genética, al utilizar un carácter o marcador que propicie la medición de dicha variabilidad.

El polimorfismo genético o variación de origen genético ha sido muy estudiado en poblaciones naturales, pues permite el análisis de fenómenos como cantidad de variabilidad genética y frecuencia de mutaciones a través de caracteres de fácil medición y de base genética conocida, con poca influencia del ambiente en su expresión fenotípica.

En las determinaciones de la variabilidad genética, los marcadores "ideales" cumplen una serie de características, entre las que se encuentran: elevada capacidad de detectar altos niveles de polimorfismo, alta heredabilidad, gran capacidad para acceder a todas las regiones del genoma, independencia del estado físico y de desarrollo del individuo, facilidad de obtención, detección por métodos económicos, independencia de las condiciones ambientales y la posibilidad de determinación en cualquier tipo de células que contenga núcleo.

DNA Microsatélite

Son secuencias, fragmentos de ADN de pequeña longitud que se encuentran muy repetidas en determinadas regiones del genoma de las células eucariotas y cuya función es por el momento desconocida. Las variaciones que se observan en el número de repeticiones sirven para diferenciar a dos individuos de la misma especie.

Los microsatélites han demostrado ser los marcadores más informativos para estudios poblacionales a nivel de subespecie.

La mayoría de los estudios realizados hasta el momento con este tipo de marcadores se basa en el análisis de frecuencias alélicas, con la finalidad en un principio de la creación de mapas genéticos y posteriormente para la determinación de QTLs.

¿Qué es un QTL?

QTL son las siglas de las palabras inglesas **Quantitative Trait Loci**, para designar la región del cromosoma que tiene efecto sobre un carácter cuantitativo.

Se busca una región que contiene un gen que tiene un efecto importante en un rasgo cuantitativo. Eso significa que este gen presenta un polimorfismo, cada forma de este gen producen diferentes efectos.

Se usan marcadores cuando no se ha identificado directamente el gen 3 a 5 QTL por carácter de interés. Son regiones grandes que tienen entre 30 y 500 genes.

Ejemplos de QTL para seleccionar rasgos cualitativos se exponen en los siguientes cuadros:

Cuadro 3-6 QTLs para el ganado bovino

Ganado Bovino		
QTL	**Nombre**	**Característica**
CAPN1	μ-Calpaina	Terneza de la carne
CAST	Calpastatina	Terneza de la carne
LEP	Leptina	Engrasamiento de la canal
TG	Tiroglobulina	Engrasamiento intramuscular
DGAT1	Diacilglicerol acetiltransferasa	Composición de la leche
MSTN	Miostatina	Doble musculatura
IFNG	Interferón gama	Resistencia a nematodos
GHR	Receptor hormona crecimiento	Peso al destete y canal

Cuadro 3-7 QTLs para el ganado ovino

Ganado Ovino		
QTL	**Nombre**	**Característica**
PRNP	Proteína prión de scrapie	Resistencia/susceptibilidad
BOF	Gen Callipyge (nalgón)	Producción de músculo/carne
FecX	Inverdale	Fecundidad en Romey
FecB	Gen Booroola	Prolificidad en Merino
FGFR3	Síndrome de patas de araña	Anormalidad esquelética
IFNG	Sin Interferón gama	Resistencia a nematodos

Usos:

1. Resistencia a enfermedades
2. Calidad de canal y atributos de gustosidad
3. Fertilidad y eficiencia reproductiva
4. Cantidad de la canal y rendimiento de la canal
5. Producción lechera y habilidad materna
6. Comportamiento del crecimiento

Debido a la importancia que estos marcadores han tomado en el desarrollo de mapas genéticos, las formas de detección son muy variables y constantemente aparecen nuevas técnicas. Los mini-satélites están asociados con características estructurales de los cromosomas.

Un *Chip de ADN* es una superficie sólida a la cual se une una colección de fragmentos de ADN. Las superficies empleadas para fijar el ADN son muy variables y pueden ser de vidrio, plástico e incluso de silicio. Los chips de ADN se usan para analizar la expresión diferencial de genes, monitorizándose los niveles de miles de ellos de forma simultánea. Su funcionamiento consiste, básicamente, en medir el nivel de hibridación entre la sonda específica (*probe*, en inglés), y la molécula diana (*target*), indicándose generalmente mediante fluorescencia y analizándose por análisis de imagen, lo cual nos indicará el nivel de expresión del gen.

Suelen utilizarse para identificar genes con una expresión diferencial bajo condiciones distintas. Por ejemplo, para detectar genes que producen ciertas enfermedades mediante la comparación de los niveles de expresión entre células sanas y células que están desarrollando ciertos tipos de enfermedades.

Algunas aplicaciones de los marcadores moleculares en ganadería

Esta biotecnología se está utilizando en diversos campos de la producción y sanidad animal.

Entre sus principales aplicaciones en ganadería se encuentran la identificación y chequeo de parentesco, la construcción de mapas genéticos, el desarrollo de nuevos tratamientos de enfermedades.

Los marcadores moleculares constituyen hoy una herramienta moderna y poderosa para el viejo arte de la selección. Entre sus aplicaciones más inmediatas se encuentran la identificación de parentesco o de identidad y la caracterización de la diversidad genética.

En países de alto desarrollo ganadero y especialmente en especies de interés económico, específicamente en vacunos y equinos, la identificación genética y el obligado establecimiento de pruebas de paternidad, queda lejos de cualquier duda como argumento para la fiabilidad y credibilidad de los libros genealógicos en las distintas razas.

La importancia de las enfermedades animales como principal obstáculo para el aumento de la productividad de la ganadería crecerá considerablemente, al intensificarse la producción animal y a crecer la densidad pecuaria en zonas ecológicas más cálidas y húmedas.

La aplicación de la biotecnología del ADN a la salud animal, mediante vacunas más eficaces, baratas y resistentes combinadas con mejores instrumentos de diagnóstico, podría contribuir en medida importante a mejorar el control de las enfermedades, estimulando así la producción nacional de alimentos y la participación en el comercio ganadero.

La biotecnología ofrece también considerables posibilidades de mejorar la elaboración de productos agroindustriales, sobre todo mediante procesos inocuos para el medio ambiente y de elevado rendimiento energético.

Aunque probablemente la mayor parte de estas tecnologías no estarán al alcance de la producción pecuaria tradicional, resultarán considerablemente accesibles para el sector comercial e industrial emergente en los países en vías de desarrollo.

Valor predictivo de la selección genómica

La selección genómica permite predecir el valor genético del animal desde el mismo momento del nacimiento con un grado de fiabilidad de alrededor del 70 %, dado que combina predicciones genómicas, con genotipos, fenotipos y datos de pedigríes. Esta selección constituye una herramienta que ha generado un enorme interés y expectativas en el campo de la mejora genética a nivel mundial y, sobre todo, en el ganado vacuno de leche donde hasta ahora se ha utilizado con mayor énfasis. A esto se aúna el hecho que con la GEBV se logra el incremento de fiabilidad de las pruebas, la disminución del intervalo generacional y el aumento en la intensidad de la selección (Cuadro 3-6 y 3-7). La selección genómica mejora notablemente la fiabilidad de los valores genéticos de los toros en prueba y en especial de aquellos con pocos descendientes; dicho incremento de fiabilidad aportará grandes ventajas a la hora de seleccionar los padres de toros y vacas, provocando, por lo tanto, un incremento en el progreso genético.

La selección genómica en ningún momento sustituye por completo los controles de rendimientos y de genealogías, por lo que es esencial recoger y disponer de los fenotipos y datos productivos de los animales seleccionados.

El valor genético de los individuos obtenidos por GEBV ofrece algunas ventajas, en comparación a los índices que se generan de las evaluaciones genéticas tradicionales.

Estas son:

1. Puede conocerse de forma temprana el potencial genético de un animal, para lo cual solo se requiere la toma de una muestra biológica de fácil obtención (pelo, sangre).

2. Permite estudiar a nivel genómico a cada individuo, ayuda a discriminar entre hermanos completos que, por poseer ambos padres iguales, tienden a reflejar índices genéticos muy similares, inclusive sin tener que llegar a realizar pruebas de progenie.

3. Aporta mayor fiabilidad en comparación con las evaluaciones genéticas tradicionales, especialmente en rasgos de baja heredabilidad. De esta forma es menor el riesgo de que la prueba de progenie del animal arroje un valor genético muy diferente al que poseía al momento del nacimiento.

4. La utilización de chips de alta densidad puede proporcionar mejores estimaciones de homocigosis y por consiguiente evitar la consanguinidad estrecha, y generar animales mejoradores genéticamente más diversos que los seleccionados con base a solo fenotipos como los generados a través del BLUP.

Capítulo 4

Sistemas de apareamiento

Contenido:
Introducción. Apareamiento al azar. Apareamiento según la semejanza fenotípica. Apareamiento según la relación genética entre individuos. Cruzamientos o exocría. Efectos genéticos y fenotípicos del cruzamiento.

Introducción

Se conoce que la estructura genética de las poblaciones está determinada por las frecuencias génicas y genotípicas y que los factores que producen cambios en estas últimas son la migración, mutación, selección y la deriva genética. Otro factor que influye sobre la frecuencia genotípica es el sistema de apareamiento que se aplica en la población. Este sistema por sí mismo no altera las frecuencias génicas porque por definición no implica la selección de los padres. Si las hembras y los machos se aparean sin tener en cuenta la similitud genética o fenotípica, entonces el apareamiento es al azar y las frecuencias genotípicas de las descendencias permanecerán en equilibrio Hardy-Weinberg. Cuando los apareamientos se producen tomando en consideración la semejanza fenotípica a las relaciones genéticas entre los individuos ocurre entonces un efecto directo sobre la estructura genética de la población y las frecuencias de los diferentes genotipos se apartan de la población en equilibrio genético. Cada uno de los sistemas produce un efecto particular sobre la estructura genética de la población, que serán analizados a continuación.

Apareamiento al azar

Cada macho en la población tiene igual oportunidad de aparearse a cada hembra y viceversa. La consecuencia de este tipo de apareamiento es una descendencia en equilibrio genético Hardy-Weinberg. Este tipo de apareamiento natural es el que realizan los animales en vida silvestre y en la crianza extensiva de rebaños de rumiantes domésticos.

Apareamiento según la semejanza fenotípica

Se produce en dos sentidos: cuando los individuos que se aparean son muy semejantes o son muy diferentes fenotípicamente.

En el primer caso los animales apareados tienen mayor parecido fenotípico que si hubieran sido tomados al azar dentro de la población a la cual pertenecen, por ejemplo, si en un rebaño se aparean machos de capa AA con hembras de AA, machos de SS con hembras de capa BS y machos de AB con hembras de AS.

Este apareamiento conlleva cambios en la frecuencia genotípica de la descendencia. Es decir, en la primera generación se disminuye la frecuencia del heterocigoto AS en la mitad en comparación con la población base y aumentan los homocigotos AA y SS en 25 %.

El efecto genético de este tipo de apareamiento en los rasgos cualitativos es cambiar la frecuencia genotípica produciendo un aumento en la frecuencia de los homocigotos (AA) y (BB), y la disminución en los heterocigotos (AB).

En los rasgos cuantitativos se producen solamente ligeros cambios sobre la frecuencia genotípica y el principal efecto es el incremento de la variabilidad genética del rasgo, además, reduce la tasa en que la población alcanza el equilibrio para el ligamiento *(linkage)*.

El apareamiento entre individuos diferentes es lo opuesto al anterior, es decir, se acoplan animales que son menos similares que si hubieran sido escogidos al azar en la población a la cual pertenecen. Su efecto genético es también contrario, aumentando la frecuencia de los genotipos heterocigotos y disminuyendo la de los homocigotos. La población en este caso puede alcanzar un estado de equilibrio en el que estén representados todos los genotipos, pero con menos frecuencia para los homocigotos.

Si en la práctica se tratara de hacer la población de ganado más uniforme, por ejemplo, apareando vacas pequeñas con toros grandes y viceversa, se está aplicando un apareamiento entre individuos menos semejantes.

Apareamiento según la relación genética entre individuos

La consanguinidad o endocría y el cruzamiento o exocría son los sistemas de apareamiento que se basan principalmente en el grado de relación genética que existe entre los individuos.

Consanguinidad

Es el apareamiento entre animales que están más estrechamente emparentados que el promedio de la población a la cual pertenecen. Se dice que existe consanguinidad cuando los individuos que se aparean están relacionados genéticamente (*emparentados*). No obstante, expresado de esta forma, puede ser que el concepto no quede definido con precisión. Por ejemplo, si se aparean padres e hijos, hermanos o abuelos y nietos, quedaría claro que se trata de apareamientos consanguíneos, aunque con diferentes grados. Cuando el apareamiento se produce entre padres e hijos o entre hermanos, se dice que la consanguinidad es estrecha. Si la unión sexual ocurre entre medios hermanos, tíos, primos u otros parientes lejanos, se dice que la consanguinidad es colateral. En estos casos estas relaciones genéticas entre individuos no son tan evidentes.

En una población todos los Individuos que se aparean pudieran estar relacionados genéticamente, al menos de una forma ligera o remota. Del tamaño de la población dependerán las relaciones genéticas de los individuos que la integran.

En una población bisexual, cada individuo tiene dos padres, cuatro abuelos, ocho bisabuelos y así sucesivamente, duplicándose el número de antecesores en cada generación, y en *t* generaciones atrás tendrá **2t** ascendientes.

Así, por ejemplo, en 10 generaciones (210) un animal tendrá en su pedigrí más de mil antecesores si no existe consanguinidad. Si dos animales no están emparentados, en las últimas 10 generaciones, lógicamente tendrían que tener cada uno más de mil antecesores diferentes.

Esto significa que cualquier par de individuos pudieran, por lo tanto, estar emparentados entre sí, a través de uno o más antecesores comunes, en un pasado más o menos remoto. Lógicamente, mientras más pequeño sea el tamaño de la población en generaciones anteriores, menos remotos serán los ascendientes comunes o mucho mayor su número. Las parejas que se aparean al azar están más estrechamente relacionadas entre sí en una población pequeña que en una población grande.

Coeficiente de consanguinidad

Una medida de la consanguinidad es el *coeficiente de consanguinidad*. Esta se ha definido de varias maneras y toma valores desde cero hasta uno.

F es definible como: "La correlación entre los valores genéticos de los gametos que se unen", o como: "la probabilidad de que dos genes en el mismo locus, sean idénticos por descendencia".

Recordando los conceptos sobre la identidad de los genes, esta definición es equivalente a "la probabilidad de que dos alelos de un locus que entran en el cigoto, devienen de un alelo ancestral común".

En un locus particular, los genes pueden ser idénticos o no por descendencia. Sin embargo, considerando todos los loci, **F** expresa qué proporción de estos loci portan genes idénticos por descendencia. También **F** puede ser definida como la proporción de loci que fueron heterocigotos en la población base y se han convertido en homocigotos.

Cálculo del coeficiente de consanguinidad (F)

A continuación, se ejemplifica el cálculo del coeficiente de consanguinidad (**F**) a partir del pedigrí que se ilustra.

El coeficiente de consanguinidad del individuo **X** es de 0,160, que expresado en por ciento sería 16 %. De acuerdo con las definiciones de F_1, esto significa que la probabilidad de que **X** tenga un par de genes idénticos por descendencia en un locus, es del 16 %; o también, que el 16 % de los loci que eran heterocigóticos en la población base, se han convertido en homocigotos.

La población base es la que se toma como punto de partida para realizar el cálculo, puede estar integrada por los animales en que se comenzó el experimento o con los que se fundó un rebaño o raza determinada, o bien puede estar constituida por individuos nacidos en una fecha determinada. Cuando un individuo pertenece a la población base, se asume que tiene una consanguinidad igual a cero.

Cuando el coeficiente de consanguinidad se calcula de la forma descrita anteriormente, se debe definir la población base a la cual se refiere, de lo contrario dicho coeficiente carecería de su verdadero valor.

Ejemplo:

Se considera una población en equilibrio Hardy-Weinberg con frecuencias génicas: $A_1=0,4$ y $A_2=0,6$; y frecuencias genotípicas: $A_1A_1=0,16$; $A_1A_2=0,48$; $A_2A_2=0,36$. Si no se conoce la genealogía de esta población, se puede asumir que todos sus integrantes tienen un **F**=0. En esta población la probabilidad qué un individuo sea homocigoto es: 0,16+0,36=0,52; pero se considera que son genes iguales en estado, más que idénticos por descendencia, es decir, homocigotos independientes.

Sí un individuo **X** tiene un coeficiente de consanguinidad de **Fx**=0,3, relativo a esta población base, entonces la probabilidad de que sea heterocigoto en un locus es 1-0,3=0,7 de la probabilidad de que un miembro escogido al azar en la población base sea heterocigoto, es decir, 0,7x0,48=0,34.

Si en este ejemplo la consanguinidad de **X** fuera cero, entonces **X** tendría la probabilidad de 0.48 de ser heterocigoto, o sea, la misma de la población base.

Una alternativa para determinar los exponentes de ½ en la fórmula, es contando los individuos en lugar de las generaciones. Así **N** será igual al número de individuos, comenzando por el enlace iniciado con el individuo **L**, pasando por el padre **d** hasta el antecesor común **A** y de este hacia el otro padre **e** y hacia **b**.

Los coeficientes se escribirán: $Fx = \sum (½)n (1 + FA)$

Cuando se trata de **F**, la cuenta comienza con los padres.

Sistemas de consanguinidad

Los efectos de la consanguinidad son similares a los del apareamiento entre individuos semejantes fenotípicamente, ya que ambos tienden a incrementar la homocigosis y al decrecimiento de la heterocigosis.

La diferencia fundamental radica en que la consanguinidad eleva la homocigosis en todos los genes segregantes y en el otro caso cambian las frecuencias genotípicas solamente para los loci que causan la variación sobre el rasgo en que se basa el apareamiento según semejanza fenotípica (y para los genes ligados a dichos loci).

Como consecuencia del aumento de la homocigosis se incrementa la frecuencia de todos los defectos y anormalidades, determinadas por genes recesivos.

La mayoría de los defectos y anormalidades disminuyen el comportamiento productivo y reproductivo de los animales. Los efectos fundamentales producto del incremento en la homocigosis son:

a) **Fijación de caracteres.** Cuando se realizan cruzamientos absorbentes, se observa que en la quinta generación el 48,4 % de la población es homocigota A_1A_1. El apareamiento dentro de estos individuos, junto con el proceso de consanguinidad, tenderá a la fijación del alelo A_1 dentro de este subgrupo de individuos, De igual forma sucederá con el otro alelo segregante A_2.

b) **Formación de líneas.** Producto de la consanguinidad, la población se divide en subgrupos o líneas. Todas las líneas proceden de la población base y en cada una de ellas son distintos los alelos que pasan al estado homocigoto. Por lo tanto, en la medida que la consanguinidad continúa aplicándose, las diferencias genéticas entre líneas son mayores y la varianza genética dentro de las líneas decrece. La varianza genética aditiva (V_A) total se incrementa. Esto se deba a que existen mayores diferencias entre individuos homocigotos para distintos genes (A_1A_1 vs. A_2A_2), que entre individuos que portan esos genes en heterocigosis (A_1A_2).

c) **Aumenta la frecuencia inicial** de los genes raros en algunas líneas. La varianza genética total debida a los genes raros se incrementa linealmente con **F**.

Además de los cambios descritos sobre la varianza genética, en las poblaciones consanguíneas se producen cambios en la varianza fenotípica. Se ha comprobado que, en líneas altamente consanguíneas, los individuos son muy variables en sus valores fenotípicos para algunos caracteres cuantitativos, como son, por ejemplo, el tamaño y el peso a una determinada edad; también se ha observado que individuos procedentes de cruzamientos entre líneas, tienden a ser más uniformes en sus valores fenotípicos.

Si los animales dentro de una línea consanguínea son más similares generalmente, estas diferencias pueden atribuirse a causas ambientales.

Los animales consanguíneos generalmente son menos resistentes a los efectos desfavorables del ambiente, lo cual puede determinar un incremento de la varianza ambiental.

Se estima que los animales consanguíneos poseen menor capacidad para ajustar sus mecanismos de desarrollo y fisiológicos, frente a los diversos cambios ambientales. Esto se evidencia en la mayor pérdida en estadios tempranas de la vida, la menor capacidad reproductiva, así como una tasa de crecimiento más lenta.

Usos de la consanguinidad

El factor más limitante para la utilización de la consanguinidad en la cría animal es la disminución del vigor que la acompaña. No obstante, existen ciertas circunstancias en que puede aplicarse:

1- Comprobar si los reproductores que han sido evaluados basándose en sus caracteres productivos son portadores o no de genes deletéreos (letales).

2- Para seleccionar contra un gen recesivo de importancia económica. Como la consanguinidad pone de manifiesto los genes recesivos escondidos, los individuos homocigóticos recesivos y los heterocigóticos pueden ser identificados y eliminados.

3- Desarrollar líneas dentro de una raza, para su posterior cruce con vistas a explotar la heterosis producida. Este es, actualmente el principal uso de la consanguinidad.

4- Para fijar caracteres en el proceso de formación de nuevas razas.

Depresión consanguínea

Cuando la consanguinidad es demasiado estrecha y se mantiene durante varias generaciones, se puede presentar un efecto depresivo en el comportamiento de la mayoría de los rasgos y provocar deterioro en el vigor general y la salud de los animales. También aparecen con mayor frecuencia el efecto de los genes letales y de rasgos indeseables.

El origen de la depresión consanguínea puede derivarse a partir de la expresión dada para la media de la población:

$$Mp = a(p-q) + 2pqd$$

La consanguinidad disminuye la proporción de heterocigotos, así la media de la población con un coeficiente de consanguinidad F será:

$$M_F = a(p-q) + 2pqd(1-F)$$
$$M_F = Mp - 2pqdF$$

La reducción del valor fenotípico medio de los rasgos relacionados con la capacidad reproductiva o con la eficiencia fisiológica se denomina *depresión consanguínea*.

No todos los rasgos manifiestan la depresión consanguínea en igual grado. Los relacionados con la tasa reproductiva o fitness muestran mayor sensibilidad, por ejemplo, el tamaño de la camada en el porcino, el número de huevos y la incubabilidad en los pollos, y la fertilidad en el vacuno. Estos rasgos en general tienen índices de herencia bajos y muestran un alto grado de heterosis cuando se produce el cruzamiento.

En otros caracteres, tales como contenido de grasa en la leche, tamaño de los huevos en los pollos, se produce poco o ningún cambio. La tasa de crecimiento muestra un decrecimiento mayor que los anteriores. Estos caracteres presentan índices de herencia medios o altos y muestran baja heterosis en los cruces.

En el ganado lechero, por ejemplo, se ha demostrado que generalmente existe un efecto depresivo sobre la producción de leche y de grasa, el crecimiento y el comportamiento reproductivo. Se ha observado la disminución de aproximadamente 22,5 kg de leche por cada incremento de **F**=0,01. Las pérdidas de esta magnitud son altas, y aun considerando que no existan otros efectos, es evidente que el uso de toros consanguíneos no es recomendable.

La consanguinidad reduce el peso al nacer en cerca de 0,11 kg por cada incremento de **F**=0,01. Asimismo, en poblaciones consanguíneas se requieren más servicios por concepción y se retarda la pubertad disminuyendo también la ovulación múltiple.

El apareamiento entre padre e hijo, en el ganado lechero, y otros sistemas de consanguinidad estrecha, incrementan la mortalidad de las hembras casi en un 50 %.

Los efectos depresivos descritos son una limitante para la aplicación de la consanguinidad. No obstante, se requiere de algún grado de consanguinidad cuando se trata de rasgos a los cuales debe aplicarse la selección para su mejoramiento.

En el ganado lechero, para evitar el apareamiento entre individuos emparentados, decrecerá la intensidad de selección. Por lo tanto, los mejores toros reproductores, es decir, los de mayor superioridad genética, deben utilizarse, pero teniendo en cuenta su parentesco con la población.

También en el ganado vacuno de carne se evidencian los efectos de la consanguinidad en la fertilidad, viabilidad, madurez sexual, de crecimiento pre-destete y habilidad materna.

Cruzamiento o exocría

En la práctica se refiere al apareamiento entre individuos que no han tenido antecesores comunes, en cuatro o cinco generaciones anteriores a su nacimiento.

También se define como el apareamiento entre dos individuos que están menos estrechamente emparentados unos con otros, que el promedio de la población a la cual pertenecen.

Se incluye en el concepto, el apareamiento entre individuos que proceden de líneas diferentes dentro de una misma raza; o de distintas razas y cuando lo permite la continuidad reproductiva entre especies.

Mediante el cruzamiento se obtienen varios efectos favorables, que de conjunto elevan la eficiencia de la producción animal.

Entre las ventajas principales se señalan:

a) **Presencia de heterosis o vigor híbrido,** fenómeno resultante de la combinación de dos o más genotipos en un cierto cruce, en el cual el valor fenotípico de la progenie puede exceder al promedio de las poblaciones que le dieron origen y en ocasiones es superior al promedio del mejor padre. En Zoogenética es más apropiado utilizar el término *heterosis* ya que el hibrido es la descendencia del acople entre especies.

b) **La complementariedad.** Un resultado favorable del efecto promedio de los genotipos que se combinaron en el cruce para hacer máximo el mérito de la descendencia, en su productividad total.

c) **Mayor resistencia** a algunas enfermedades y condiciones particulares del ambiente.

Especies, razas, estirpes y familias

Las unidades básicas en la sistemática animal son las *especies* que están representadas por grupos de animales los cuales tienen características específicas en la estructura del cuerpo, que son comunes a todos los animales dentro de cada grupo donde se aparean y reproducen entre sí.

Las diferencias entre especies están marcadas fundamentalmente por la discontinuidad reproductiva, es decir, si se aparean individuos de especies distintas, no se reproducirán; o en caso contrario, la descendencia será infértil.

No obstante, esta continuidad reproductiva tiene diversos grados de manifestación, siendo variados los mecanismos que actúan, ocurriendo algunos antes de que se produzca la fertilización y otros después del apareamiento.

Ejemplos de estos mecanismos son, entre otros: el aislamiento en el hábitat, la imposibilidad de la fertilización por incompatibilidad en los genitales, la mortalidad genética o inviabilidad del híbrido y la esterilidad de la descendencia cruzada.

Como ya se dijo, en Zoogenética los individuos producto del apareamiento entre especies se denominan *híbridos.* El resultado del apareamiento entre las especies caballar y asnal son los híbridos llamados *mulo* y *burdégano;* siendo el primero muy utilizado comercialmente como animal de carga.

En este acople, los óvulos de la yegua son fecundados por los espermatozoides del asno y de esta fecundación nacen los mulos. Los descendientes machos son estériles y se han producido excepcionalmente algunas hembras fértiles.

Del acople entre de la burra y el caballo nace el burdégano, que no posee las cualidades de tamaño y resistencia del mulo.

Las ovejas y cabras presentan diferencias genéticas más amplias que en el caso anterior y cuando se aparean animales de estas dos especies, se produce la fecundación del óvulo, pero el embrión no llega a desarrollarse totalmente y es reabsorbido.

Por otra parte, existen grupos de animales que difieren ampliamente en el valor promedio de muchos de sus caracteres y no obstante al aparearse entre sí se reproducen sin dificultades, tal es el caso del *Bos taurus* y el *Bos indicus*, siendo fértil tanto la descendencia hembra como los machos. Estos grupos que están relacionados por individuos intermedios (que se producen cuando se cruzan), se definen como subespecies de una misma especie y por tanto sus descendientes son mestizos y no híbridos.

Las especies se subdividen en razas. La raza puede definirse como una población que es diferente de otras por sus frecuencias génicas y genotípicas.

La descripción de una raza implica la información completa acerca todos sus genes y genotipos o, por lo menos, de los más importantes.

Tal descripción de una raza resulta prácticamente imposible y por ello la especificación es siempre una descripción de los rasgos morfológicos que la caracterizan como el biotipo, color, tipo de pelo, etcétera; que son de alta h^2 independiente del ambiente. Sin embargo, la mayoría de las razas difieren en caracteres que tienen importancia económica, como son: producción de leche, por ciento de grasa en la leche, producción de carne, etcétera; que están altamente influidos por el ambiente, lo cual incrementa sus varianzas y causa la sobreposición en la distribución de varias razas.

Los rasgos cuantitativos de una raza pueden ser caracterizados por sus promedios y no por sus valores individuales.

Puesto que los rasgos cuantitativos dependen de un gran número de genes y, por lo tanto, existe un considerable grado de heterocigosis dentro de cada raza, biológicamente no existen «razas puras» y es prácticamente imposible lograrlas.

Raza pura

Es el término empleado para los animales que, cumpliendo el patrón racial establecido, se registran en los libros genealógicos.

No todos los animales de una especie pueden ser incluidos en una raza específica y además de las denominadas razas puras, existen otros que provienen del cruce entre dos razas llamados *cruzados* o *mestizos.*

Las razas se dividen en subpoblaciones denominadas *estirpes,* que se refiere al conjunto de animales dentro de una raza que han sido seleccionados con un determinado fin y que se mantienen alejados de los otros grupos que pertenecen a esa misma raza.

Línea

Es un grupo de animales que presentan mayor grado de homocigosis, como consecuencia de los apareamientos consanguíneos.

Si una línea alcanza un coeficiente de consanguinidad de 0,375 como mínimo, que se corresponde con el apareamiento entre hermanos durante dos generaciones, se denomina *línea consanguínea.*

Familia

Por *familia* se entiende el conjunto de ascendientes, descendientes, colaterales y afines de un linaje.

Efectos genéticos y fenotípicos del cruzamiento

El principal efecto del cruzamiento sobre la estructura genética de las poblaciones es el cambio de las frecuencias genotípicas de la generación cruzada, produciéndose un aumento en la proporción de genotipos heterocigotos a expensas de la disminución de los homocigotos.

Heterosis

La desviación del valor fenotípico promedio que muestra la progenie cruzada (en uno o varios caracteres) en comparación con el valor fenotípico promedio de las poblaciones parentales o sobre una de ellas se denomina *heterosis* o también *vigor híbrido.*

Se observa que cuando dos líneas consanguíneas se cruzan, la progenie muestra un incremento en el valor fenotípico de aquellos caracteres que previamente sufrieron la "*depresión consanguínea*". Asimismo, se ha evidenciado que la pérdida del "*valor selectivo*" o "*valor adaptativo*", ocurrida producto de la consanguinidad, tiende a ser recuperada mediante el cruzamiento.

El efecto de heterosis depende de los cambios de la frecuencia genotípica, descritos anteriormente, y puede manifestarse producto del apareamiento de líneas consanguíneas dentro de una raza, así como por el cruzamiento entre razas diferentes. No obstante, deben tenerse en cuenta algunas diferencias en este sentido.

Cuando se mide la heterosis proveniente del cruce entre líneas consanguíneas, los valores obtenidos son más notables, lo cual se debe a que la progenie es comparada con parentales consanguíneos que tienen un comportamiento menor para los caracteres afectados por la depresión consanguínea.

En los cruces entre razas la heterosis representa una mejora en el comportamiento de la progenie, que es superior al promedio de los rebaños puros comerciales; o también superior al mejor de ellos.

También la diversidad genética entre razas es más favorecida (que entre líneas dentro de razas) para producir combinaciones genéticas convenientes, ante las variaciones del complejo producción-manejo, ya que cada raza ha estado sujeta a un largo proceso de selección natural y artificial que le ha dotado de alguna adaptación especializada.

Por otra parte, el desarrollo de líneas consanguíneas produce costos adicionales que deberán ser equiparados con la mayor efectividad de la progenie cruzada, para que se justifique su utilización.

Heterosis en la F_1

La cantidad de heterosis se expresa como la diferencia entre el promedio de la F_1 y la media parental, es decir:

$$H_F = M_F - Mp$$
$$H_F = d\, y^2$$

Si se asume que los valores genotípicos atribuidos a cada locus combinen aditivamente, se puede representar la heterosis producida por la sumatoria de cada contribución particular.

Así la heterosis en la **F₁**, sería:

$$H_{F1} = \sum d\, y^2$$

A partir de esta expresión se derivan las siguientes conclusiones:

A. La cantidad de heterosis que ocurre en la progenie **F₁** depende del tipo de acción génica que actúa sobre los loci segregantes y de la diferencia en la frecuencia génica de las poblaciones que intervienen en el cruce.

Esto significa que mientras mayor sea la diferencia en la frecuencia génica de las poblaciones que se cruzan, mayor debe ser el grado de heterosis mostrado para un determinado valor de *d*. Debe esperarse el mayor efecto cuando cada alelo esté fijado en una población diferente.

Para que se obtenga heterosis, el valor de *d* debe ser diferente de cero, por lo tanto, si predomina la aditividad de los genes, no debe esperarse la manifestación de este efecto.

Por otra parte, debe tenerse en cuenta la dominancia direccional, es decir, si varios loci son dominantes en un sentido y otros en dirección contraria, no se manifestará la heterosis. Entonces si un carácter no manifiesta heterosis, no se puede concluir que este no presente dominancia en los loci individualmente.

Debe esperarse que en los rasgos determinados por loci en los cuales la acción génica es dominancia o sobre-dominancia, mostrarán más heterosis que aquellos en que predomina el efecto aditivo de los genes.

Si un alelo que determina el incremento de un rasgo cuantitativo tiene un valor mayor de cero para *d* (parcial o totalmente dominante o sobre-dominante), entonces el efecto del cruzamiento es incrementar la media de la población. Pero cuando *d* toma valor negativo, la media en la progenie cruzada podría ser menor que el promedio de las poblaciones parentales.

Heterosis en la F$_2$

El apareamiento aleatorio de los individuos de la **F$_1$** producirá una progenie **F$_2$** en equilibrio Hardy-Weinberg, donde la frecuencia genotípica estará determinada por la frecuencia génica en la **F$_1$**.

La media en la **F$_2$** se obtiene aplicando la fórmula siguiente:

$$M_{F2} = a\,(p - \tfrac{1}{2}y - q - \tfrac{1}{2}y) + 2\,d\,(p - \tfrac{1}{2}y)(q + \tfrac{1}{2}y)$$

$$M_{F2} = a\,(p - q - y) + d\,[\,2pq + y(p - q) - \tfrac{1}{2}y^2\,]$$

La cantidad de heterosis mostrada por la F_2 estará dada por la diferencia entre la media de la F_2 y la media de las poblaciones parentales.

$$H_{F2} = M_{F2} - Mp = \tfrac{1}{2} d\, y^2$$
$$H_{F2} = \tfrac{1}{2} F_1$$

Es decir, teóricamente, la cantidad de heterosis mostrada en la generación F_2 se reduce a la mitad, en comparación con la que se obtuvo en la generación F_1.

El análisis realizado considerando un carácter determinado por un locus simple, permite definir las posibles causales genéticas que determinan la heterosis, a saber, efecto no aditivo de los genes y diferencia de frecuencia génica entre las poblaciones.

Sin embargo, la mayoría de las características de interés económico tales como: producción de leche, de carne o de huevos; fertilidad, prolificidad y otros, son cuantitativos y están influidos por genes en muchos loci y se desconoce el número de genes o la frecuencia en que se encuentran.

Es probable que en estos rasgos las interacciones génicas no aditivas, tales como la epístasis, contribuyan también a la heterosis. Es por ello que no debe plantearse de forma absoluta que la heterosis total que presenta un rasgo cuantitativo, se deba solamente a la sumatoria de los efectos heteróticos que producen los loci segregantes y a las diferencias de las frecuencias génicas que muestran las poblaciones para el rasgo en cuestión. $\sum d\, y^2$

Tipos de heterosis

Heterosis individual

Es la cantidad de vigor híbrido atribuible a la heterocigosis de la progenie cruzada y que es medible en ella misma.

No siempre que se produce el cruzamiento, las poblaciones parentales son razas puras, utilizándose en muchos casos madres cruzadas.

La ventaja o heterosis que se obtiene en la progenie, debido a la heterocigosis de las madres cruzadas, se denomina *heterosis materna.*

Si, por ejemplo, las ovejas cruzadas tienen mejor habilidad maternal que las ovejas de razas puras, este efecto podría reflejarse en un mayor por ciento de sobrevivencia, o mayor tasa de crecimiento pre-destete, en los corderitos. También es posible que en vacas cruzadas (para la producción de carne), se produzca heterosis individual para la producción de leche, lo que se reflejaría como heterosis materna en el crecimiento pre-destete de los terneros.

Heterosis paterna

Es el efecto adicional que se produce en la descendencia, cuando se usan padres cruzados, en comparación con los puros.

Es posible precisar que existen tres tipos de heterosis: *individual, materna* y *paterna,* las cuales pueden combinarse para producir mayor efecto sobre el valor fenotípico de la progenie cruzada.

Efectos maternos

Las influencias maternales son una fuente de variación importante en los mamíferos. El efecto maternal tiene un doble origen; es ambiental con relación a la descendencia, pero depende del genotipo de la madre y de su asociación con los efectos del ambiente.

El efecto materno ambiental que ejercen las hembras sobre sus crías puede diferenciarse en dos etapas: prenatal y posnatal.

Etapa prenatal. Período desde la ovulación hasta el parto

La madre puede influir en los rasgos de su progenie al nacer, por el ambiente uterino que provee a su feto, así como por los genes que le transmite.

Este efecto atribuible a las variaciones del ambiente uterino, no se miden directamente en la población, pero sí a través de evaluaciones experimentales, como es la comparación de los cruces recíprocos y otros.

Ejemplos de rasgos afectados por el ambiente uterino: tamaño de la camada y peso al nacer de las crías.

Efectos posnatales. Período que transcurre desde el parto hasta el destete

En las crías de los mamíferos, la tasa de crecimiento pre-destete depende en gran medida de la producción de leche de las madres.

En el ganado de carne, por ejemplo, este efecto puede acelerar o retardar el crecimiento pre-destete de los terneros y por ello uno de los rasgos a evaluar en las vacas es la *habilidad materna*.

El efecto materno es uno de los factores que contribuyen al valor de la heterosis. En el ejemplo anterior la mayor producción de leche de la madre cruzada podría elevar el efecto de la heterosis y viceversa.

En experimentos realizados en cruces de razas cebú x razas europeas, para la producción de carne de vacuno, se originan vacas cruzadas con una excelente aptitud materna. Son buenas lecheras, con fertilidad elevada y destetan una mayor proporción de su propio peso, en forma de terneros, que las razas tropicales o europeas puras.

Las diferencias entre las razas debido al efecto materno se convierten en una ventaja cuando se escoge el cruce apropiado. Estas diferencias son las bases de la complementariedad. Son numerosas las evidencias que demuestran la existencia de heterosis, cuando se produce el cruzamiento en las diferentes especies.

En muchos cruzamientos se emplean líneas maternas que han sido especializadas para rasgos maternales y líneas paternas especializadas para las características que interesan en los animales para el sacrificio.

Los efectos de la *complementariedad* varían en dependencia de las diferencias que muestren las poblaciones paternas en el comportamiento productivo y reproductivo, así como de la dirección en que se realice el cruce.

Las ganancias genéticas obtenidas mediante el cruzamiento están dadas por los efectos conjuntos de la heterosis y de la complementariedad entre razas.

Sistemas de cruzamientos

A continuación, se describirán y analizarán los cruces que más se aplican en las diferentes especies.

Cada sistema tiene sus particularidades y para elegir qué cruce se efectuará, se tendrán en consideración los aspectos genéticos, así como las características generales del sistema de producción bajo los cuales se criarán los animales cruzados.

Cuando se describen los cruzamientos se hace referencia al concepto más amplio que es la población, tomando en consideración que la misma puede ser: líneas o variedades dentro de una raza; razas diferentes o poblaciones que son mezcla de diferentes razas.

La *población* puede definirse como un grupo de individuos que se aparean entre sí y tienen en común un conjunto de genes que la caracterizan y diferencian de otros grupos.

Cruzamientos discontinuos o específicos

Cruce entre dos poblaciones

Se cruzan las razas A y B y se produce la progenie F_1 (AB). La progenie F_1 resultante del cruzamiento debe mostrar el mayor grado de heterocigosis, ya que como promedio posee en cualquier loci un gen del tipo A y otro del tipo B, lo que favorece la mejor expresión del vigor híbrido o heterosis individual.

Este tipo de cruce no aprovecha los beneficios de la heterosis materna, pues ninguna de las poblaciones parentales es cruzada.

El valor fenotípico promedio en la descendencia del cruce F_1 está determinado por: el promedio de los genes con que contribuye cada padre, el promedio de los genes que determinan el efecto maternal en la raza materna y por la heterosis individual que muestra dicha progenie. En ausencia del efecto de heterosis, el valor fenotípico de la F_1 (AS) será intermedio entre las razas paternas. El objetivo de este cruce es obtener un alto nivel de eficiencia en la producción comercial basado en el vigor híbrido.

Su aplicación es limitada cuando la tasa reproductiva de la especie es baja, como, por ejemplo, en el ganado vacuno, ya que entonces es necesario mantener la crianza de los rebaños de las razas parentales, para garantizar la continuidad de los cruzamientos y el remplazo de la progenie cruzada.

También generalmente el cruce de dos razas se aplica como punto de partida para esquemas de mayor complejidad; en Cuba, en el ganado vacuno se utilizó el cruce de vacas cebú con toros Holstein para producir la F_1 (H x C) a partir de la cual se desarrolló un amplio programa de cruzamiento para la obtención de nuevas razas.

Las diferencias entre los cruces recíprocos tienen tres probables causas:

a) La existencia del DNA extra-cromosómico

b) Los genes ligados al sexo

c) El efecto materno de tipo ambiental que se produce sobre progenie

Este último resulta el de mayor interés desde el punto de vista práctico.

Con este cruce se puede obtener también las ventajas de la *complementariedad*, que se hace máxima cuando se utilizan parentales hembras y machos que provienen siempre respectivamente de una misma población. Cuando esto sucede se denomina a las poblaciones parentales *línea materna* y *línea paterna.*

Los términos línea materna y línea paterna se aplican para señalar la contribución de cada raza o genotipo al cruce en cuestión.

Retrocruce

Se refiere al apareamiento de la progenie cruzada F₁ (AB) con una de las razas parentales.

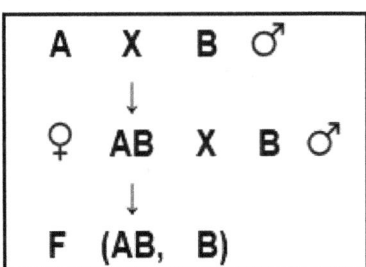

Se utilizan principalmente las hembras cruzadas para el retrocruce de esta forma se aprovecha el efecto de la heterosis materna que muestran las mismas y que favorece a los rasgos relacionados con la fertilidad y habilidad materna.

La hembra cruzada es 100 % heterocigota, ya que tiene en cualquier locus un gen A y otro B, y se producirá el máximo de la heterosis posible. Asimismo, la progenie del retrocruce F (AB, B) es el resultado de la unión de un gameto B que contiene todos los genes B y de otro gameto AB que contiene un gen A y otro B. Por lo tanto, la descendencia del retrocruce tiene como promedio, en la mitad de sus loci, dos genes BB, es decir, son homocigotos; y la otra mitad de sus loci, un gen A y otro B, o sea, heterocigotos.

De esta forma, el retrocruce es como promedio 50 % menos heterocigoto y, por lo tanto, la heterosis que manifiesta puede reducirse en un 50 %.

Cruce de tres poblaciones

Se aparean las hembras cruzadas F_1 (AB) con machos de una tercera raza C.

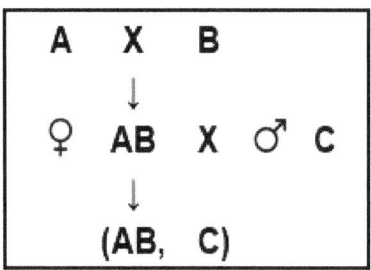

Se hace máxima la utilización de la heterosis y la complementariedad entre razas. La heterosis de las hembras cruzadas F_1 (AB) que se utilizan como madres y favorece a los rasgos relacionados con la fertilidad y la habilidad materna, se combinan con la heterosis individual de la progenie cruzada F (ABC).

Las razas A y B se pueden escoger por sus méritos en los rasgos maternales y se aparearían a machos de la raza **e**, escogidos por rasgos individuales, tales como: tasa de crecimiento, eficiencia alimentaria y calidad de la canal.

El cruce de tres razas se utiliza extensivamente en la industria avícola y también se aplica en la crianza porcina.

Cruzamientos continuos

Rotacional

Las hembras cruzadas se aparean con machos de cualquiera de las razas parentales u otras, alternando los apareamientos en cada nueva generación. Pueden incluirse dos, tres, cuatro o más razas.

Cruce de absorción

Antes de introducirnos en este acápite, es conveniente aclarar algunos conceptos que pueden prestarse a confusiones.

Es costumbre generalizada entre los ganaderos, y aun entre muchos técnicos, decir que los individuos de la primera generación tienen un medio sangre de la raza mejoradora o que son de media sangre; que los de la segunda generación tienen tres cuartos de sangre mejorada; los de la tercera, siete octavos, y así sucesivamente, como si la calidad de la sangre de cada individuo de una generación dada fuera el resultado de una operación aritmética.

Este concepto es erróneo, aun en el sentido figurado, interpretando la palabra sangre no en su real significado de tejido sanguíneo, sino con un sentido más amplio, como representativa de la naturaleza del individuo en general.

Esta naturaleza, constituida por el conjunto de los caracteres cualitativos y cuantitativos del individuo, depende del genotipo a que éste pertenezca y ya sabemos cuán variable puede ser éste a igualdad de progenitores: esta variabilidad hace que un individuo pueda en algunos casos poseer caracteres exactamente intermedios entre los de sus progenitores y en otros muchos estar más lejos o más cerca de uno de ellos que del otro.

Tal idea es igualmente aplicable al cruzamiento absorbente que, a cualquier otro tipo de cruzamiento, pero nos hemos detenido en ella en este lugar por ser de más frecuente aplicación la calificación del descendiente, por la supuesta fracción que se posee de la raza mejorante, cuando se hace esta clase de cruzas.

El empleo de esta nomenclatura fraccionaria, tan generalizada como, errónea, sólo sería admisible de un modo convencional como indicadora de la intervención de los progenitores de la raza mejorada en las generaciones anteriores de un individuo dado, pero en ningún caso como representativa de la calidad del individuo en cuestión. Este, en efecto, no puede dividirse en atención a sus cualidades ni siquiera a sus posibilidades productivas, en mitades, ni en cuartas partes, ni en octavas partes.

Tampoco el número de generaciones puede servir de criterio para fijar la proporción en que los genes de la raza mejoradora figuran en el genotipo del descendiente, pues la composición de este genotipo depende de la aportación genética de los gametos al cigoto, y ésta también puede ser sumamente variada.

Pese a esta aclaración seguiremos utilizando esta nomenclatura de forma convencional, para no romper con los patrones establecidos por la práctica.

Cruce de absorción

Se efectúan retrocruces sucesivos de una población hacia otra, con el objetivo de introducir nuevos genes dentro de la población con el propósito de sustituir una población por otra.

En Cuba se aplicó este método para obtener la denominada Holstein tropical y la Charolais cubana. Estas nuevas razas aún mantienen un pequeño porciento de genes cebú en su genofondo.

Este sistema es bastante eficiente en la utilización de la capacidad reproductiva de la raza que está siendo remplazada y también tiene la ventaja económica de que solamente se requiere de sementales o semen de la raza exótica para lograr sustituir el ganado local.

En general, los cruces en la primera generación (F_1) presentan los mayores rendimientos. Se ha observado que la segunda generación de absorción rinde menos que las proporciones ½ o ⅝ de la raza introducida, disminuyendo el «vigor híbrido» cuando se alcanzan proporciones superiores al ¾ o ⅞ de las razas exóticas.

En el análisis de otros rasgos tales como mortalidad de las vacas cruzadas, por ciento de abortos y por ciento de vacas eliminadas antes del parto, se evidencia la superioridad del cruce con el 50 % Holstein.

Poblaciones sintéticas

Es otra alternativa para la utilización de las diferencias entre razas. Se define como una población mezclada a partir de dos o más poblaciones, con la misma o diferente proporción de genes de las poblaciones parentales.

Estas poblaciones pueden especializarse para determinados rasgos y luego utilizarse como línea materna o línea paterna, aprovechándose así los efectos de la complementariedad; o pueden usarse de forma general.

Las razas o poblaciones parentales que darán origen a las poblaciones sintéticas deben evaluarse previamente para los caracteres de importancia económica y para los ambientes específicos (clima, nutrición, sistemas de producción), así como en sus habilidades combinatorias para poder obtener la óptima proporción de genes y la mayor producción y adaptación de las posteriores generaciones cruzadas.

Existen dos métodos generales de formar estas poblaciones: abiertos o cerrados.

Poblaciones sintéticas abiertas

Las poblaciones "*nativas*" reciben los genes de "*animales superiores*" pertenecientes a poblaciones exóticas. Es una inmigración de individuos o de poblaciones completas (utilizándose las técnicas de inseminación artificial o transferencia de embriones, se facilita este trabajo). Se forma entonces una población mestiza dentro de la cual se realiza la selección.

En la especie porcina se ha desarrollado este tipo de poblaciones sintéticas abiertas, siendo variable el número de razas que intervienen en su formación, Así, por ejemplo, en la Estación Experimental de Crianza Animal en Edimburgo se creó una línea sintética paterna aplicándose la inmigración combinada con la selección.

Durante once generaciones los inmigrantes de cualquiera de las razas que intervienen en el programa, se aparearon a los puercos de la línea paterna, sin tener en cuenta la raza, y a su progenie se le dio la misma posibilidad de ser seleccionada, que a la progenie de las razas nativas.

Al cabo de la oncena generación la línea paterna estaba constituida por:

- Large White (30%); British Landrace (22%); Norwegian Landrace (20%); Pietrian (10%); American Yorkshire (7%); Hampshire (4%); Tamworth (2%); Wesser Saddleback (2%); Lacombe (2%); mestizos comerciales (1%).

Esta línea paterna mostró ventajas en los rasgos: tasa de crecimiento, eficiencia alimentaria, por ciento de carne magra; en comparación con la raza Large White contemporánea. La grasa dorsal fue similar a las razas puras y no hubo diferencias en el comportamiento reproductivo.

Poblaciones sintéticas cerradas

Se cruzan los parentales para obtener una población mezclada que tenga las proporciones óptimas. Después se cierra la población y se comienza la selección dentro de la misma. La efectividad de este resultado dependerá del comportamiento y habilidad combinatoria de los genotipos que fueron escogidos.

En general, una vez formada la población sintética, el objetivo es mejorarla efectuando la selección dentro de ella tan rápidamente como sea posible.

El resultado final de la selección dentro de una población sintética puede ser la creación de una nueva raza; por ejemplo, en el ganado vacuno, las razas Santa Gertrudis, Siboney de Cuba etc., son razas formadas a partir de la selección dentro de poblaciones sintéticas.

En estos casos es muy importante mantener el tamaño efectivo de la población lo suficientemente grande, para evitar la aparición de la consanguinidad y sus efectos adversos, lo cual anularía las ventajas de la heterocigosis que se produjo inicialmente con el cruce.

Cruce nuevo racial

La formación de nuevas razas es otra vía para aprovechar las diferencias genéticas entre razas.

El objetivo de las nuevas razas es lograr obtener combinaciones óptimas de características deseadas que separadamente presentan las poblaciones parentales y que además se adapten mejor a las condiciones ambientales particulares.

En este cruce se utilizan los efectos genéticos aditivos y se retiene parte de la heterosis que se produce en la generación F_1, a partir de la cual se desarrollan los diferentes programas.

La mayoría de las razas reconocidas en la actualidad proceden del cruce de dos o más razas o poblaciones y existen numerosos ejemplos en las diferentes especies.

Las nuevas razas poseen, en general, ciertas ventajas, aunque esto no significa que sean la solución para todas las necesidades. La Santa Gertrudis, por ejemplo, tiene buena tasa de crecimiento y rusticidad, pero algunos machos presentan una libido defectuosa y en las hembras se producen intervalos entre partos largos.

También en la Jamaica Hope se producen limitaciones en la eficiencia reproductiva, que parece estar relacionada con la consanguinidad aplicada en su fundación.

La consolidación de una raza nueva precisa de un cierto grado de consanguinidad con una selección intensiva después de los cruces efectuados para su fecundación y, además, los cruzamientos *inter se*, por tres o cuatro generaciones. Es decir, acoplar machos de la misma nueva raza, con hembras recién establecidas. Ejemplo: la progenie de una novilla ⅝ Holstein x ⅜ cebú deberá ser acoplada con un toro puro racial Siboney de Cuba, luego, la progenie de esa misma hembra, deberá acoplarse con un toro de esa misma raza y así sucesivamente hasta cuatro o cinco generaciones.

Cuando esto ocurra, el producto de esa última descendencia se consolidará como una nueva raza llamada Siboney de Cuba. Como se puede notar, la obtención y la consolidación de una nueva raza vacuna necesitan de una programación y ejecución meticulosa, junto a una buena selección que descarte los individuos que se alejen del padrón teórico deseado. El tiempo que demora este proceso puede alcanzar los 25 a 30 años.

Recapitulación

El sistema de apareamiento produce cambios en las frecuencias genotípicas de las poblaciones. En correspondencia con el sistema empleado, aumentará o disminuirá la frecuencia de genotipos homocigotos. En las poblaciones en que se realiza apareamiento aleatorio la descendencia estará en equilibrio Hardy-Weinberg.

Los apareamientos se producen tomando en consideración la semejanza fenotípica o las relaciones genéticas entre los individuos.

La consanguinidad es el apareamiento entre individuos que están más estrechamente emparentados que el promedio de la población a la cual pertenecen. Su efecto principal es el aumento de la homocigosis en todos los loci segregantes y es una de las causas más importantes de la disminución de la variación genética dentro de las poblaciones no seleccionadas.

La medida de la consanguinidad es el coeficiente de consanguinidad, denotado por **F** y definido como: la probabilidad de que dos genes en el mismo locus sean idénticos por descendencia. Esta medida es relativa a la población base, la cual debe ser definida para poder interpretar el valor de **F**.

La depresión consanguínea, otro efecto de la consanguinidad, es la reducción del valor fenotípico medio de los rasgos relacionados con la capacidad reproductiva o con la eficiencia fisiológica de los animales. Este efecto depresivo no se manifiesta con igual intensidad en todos los rasgos. Caracteres tales como: fertilidad, viabilidad, tamaño de la camada e incubabilidad, entre otros, muestran mayor sensibilidad a la depresión consanguínea.

El cruzamiento se refiere al apareamiento entre individuos que están menos estrechamente emparentados unos con otros, que el promedio de la población a la cual pertenecen.

Mediante este sistema de apareamiento se obtienen varios efectos favorables que de conjunto elevan la eficiencia productiva.

La presencia de heterosis o vigor híbrido, así como la complementariedad entre razas, son los efectos de mayor importancia en el cruzamiento.

El cruzamiento produce tres tipos de heterosis: individual, materna y paterna, que pueden combinarse para producir un mayor efecto sobre el valor fenotípico de la progenie cruzada.

Las características que exhiben mayor grado de heterosis son aquellas que sufren más intensamente la depresión consanguínea, así, la capacidad reproductiva, en general, mejora sus promedios fenotípicos en las poblaciones cruzadas.

Comúnmente se cumple que los caracteres que muestran mayor grado de depresión consanguínea son favorecidos por la heterosis y tienen índices de herencia bajos. De igual forma los rasgos menos afectados por la depresión consanguínea presentan menor cantidad de heterosis y poseen índices de herencia medios o altos.

Existen dos hipótesis principales para la explicación genética del vigor híbrido, la teoría de la dominancia y de la sobre-dominancia.

La primera plantea básicamente la superioridad de los alelos dominantes, cuando el alelo recesivo es deletéreo; y la segunda considera la superioridad de los genotipos heterocigotos sobre los homocigotos.

La cantidad de heterosis en un rasgo es medible a partir de la desviación entre el promedio de los cruces recíprocos de la progenie (F_1) y el promedio de las poblaciones parentales.

La complementariedad entre razas es otro efecto favorable que puede obtenerse en las poblaciones cruzadas. Se refiere a la habilidad de dos o más razas de combinar bien, para que sea máximo el mérito de la descendencia para su productividad total.

El objetivo de las nuevas razas es obtener combinaciones óptimas de características que separadamente presentan las poblaciones parentales y que, además, se adapten mejor a las condiciones particulares de un ambiente dado.

La mayoría de las razas reconocidas en la actualidad, proceden del cruce de dos o más razas, y en general presentan ciertas ventajas, aunque no todos los problemas se resuelven por esta vía.

Capítulo 5

Sistemas de selección para el ganado lechero

Contenido:
Introducción. Sistemas de selección del ganado lechero. Rasgos de importancia económica. Fertilidad. Producción de leche y mantequilla. Tipo y conformación. Selección de las vacas para reproductoras. Selección y cruzamiento en el ganado lechero. Selección de toros jóvenes. Evaluación integral de los reproductores. Indicadores productivos para considerar los animales con biotipo lechero.

Introducción

Para el logro efectivo del mejoramiento genético de una población ganadera cualquiera, es preciso utilizar un sistema de selección que tenga en cuenta los principales rasgos productivos que tengan que ver con los objetivos perseguidos por el criador. En este capítulo se ofrecen los datos básicos necesarios para que el criador elija y elabore sus indicadores como criterios de selección para la producción de leche vacuna.

Sistemas de selección del ganado lechero

Rasgos de importancia económica

Los rasgos de mayor importancia económica en el ganado lechero son: fertilidad, producción de leche, producción de mantequilla, tipo y duración de la vida productiva.

Fertilidad

La reproducción normal y consistente en el ganado lechero es de gran importancia debido a que el periodo de lactación comienza cuando nace el ternero. Las estimaciones de la heredabilidad y repetitividad para la fertilidad del ganado lechero son muy bajas. Esos bajos estimados indican que la mayoría de las variaciones observadas en la fertilidad son debidas al ambiente y, por consiguiente, la selección para mejorar ese rasgo no es efectiva. El mayor mejoramiento dentro del rebaño provendría entonces de la atención propia a los factores ambientales tales como la nutrición, el manejo y al control de las enfermedades.

El hecho de que los estimados de la heredabilidad y repetitividad para la fertilidad sean bajos no significa que los genes no afecten este rasgo. Esto solamente significa que la cantidad de la varianza de la genética aditiva que afecta la fertilidad es pequeña, y esta no reduce la posibilidad de que un simple par, o al menos un pequeño número de pares de genes con efectos no aditivos tengan una influencia importante sobre este rasgo.

Producción de leche y mantequilla

La heredabilidad y repetitividad estimada para la producción de leche y el porcentaje de grasa se resumen en el Cuadro 5-1. Los valores presentados muestran que la producción de leche y de grasa para la heredabilidad son de medios a altos, por lo que estos rasgos pueden ser mejorados genéticamente. La selección para el porcentaje de mantequilla debe ser especialmente efectiva, puesto que este rasgo presenta una heredabilidad de 60-65 %.

Cuadro 5-1 Heredabilidad y repetitividad de leche y manteca

Repetitividad	Promedio/%	Rango/%
Producción leche	53	41-64
Producción manteca	42	41-43
Porcentaje manteca	68	59-80
Solidos no grasos	76	-

Medición de la producción de leche y mantequilla

Se conoce que varios factores no genéticos pueden causar variaciones en los registros de producción de las vacas lecheras. El ajuste de los registros para los factores que causan variaciones puede hacer la selección más efectiva porque los animales superiores podrían entonces ser mejores debido a su herencia.

Algunos de esos factores pueden ser corregidos por los registros de producción para una duración estándar de tiempo o por la utilización de factores de ajuste derivados de datos del tamaño corporal de muchos animales.

Hay que tener presente que la edad de las vacas también tiene una importante influencia sobre la cantidad de leche producida. El pico de producción de las vacas de 3-4 años es considerablemente más bajo que las que alcanzan 6-7 años. Después de los 9 años de edad, las vacas gradualmente disminuyen la producción.

El número de veces que la vaca es ordeñada también es una importante fuente de variación en la producción de leche. La mayor frecuencia de ordeños. resulta en la producción de más leche y por eso las comparaciones entre vacas que se ordeñan dos veces diariamente con otras de tres o cuatro veces, no son válidas.

Internacionalmente, los registros de lactación de las vacas lecheras de origen europeo se toman sobre la base de 305 días, debido a que esto reduce la variación en los registros de producción provocados por varias longitudes de lactación y porque la preñez tiene una pequeña o ninguna influencia sobre la producción durante un periodo de lactancia de esa longitud.

Este periodo de lactación es también más deseable, debido a que las vacas deben parir cada año y deben tener un periodo seco entre dos sucesivas lactaciones.

Sin embargo, en las vacas lecheras obtenidas del cruzamiento mejorante entre *Bos taurus* y *Bos indicus*, en Cuba, por ejemplo, la nueva racial Siboney de Cuba, se toman como base 240 o 270 días, que es la duración del periodo de lactancia efectivo en esta raza, bajo las condiciones de explotación con bajos insumos existentes.

El registro lechero y lechero-mantequero, consiste en el registro preciso de la producción de leche o de leche y grasa durante cada periodo de lactación de la vaca productora.

Este registro, para ser riguroso, habría de ser realizado diariamente; pero de esta forma sería incompatible con su aplicación práctica. El alejamiento entre cada dos controles sucesivos aumenta la causa de error; pero está universalmente establecido que el control mensual es suficientemente exacto para permitir su aplicación sin inconveniente.

La técnica empleada en el registro lechero comprende las siguientes operaciones:

1- **Recogida de muestras de leche.** Siguiendo el criterio del intervalo mensual para una lactación de 300 días, la primera muestra deberá ser tomada por primera vez el séptimo día después del parto y luego mensualmente hasta los 300 días. El control se hará con la mezcla en partes proporcionales de las cantidades de leche obtenidas en los ordeños de la mañana y de la tarde: la suma de ambas cantidades constituye el total a registrar.

2- **Análisis de laboratorio.** Utilizando uno de los métodos de butirometría conocidos, se llega a averiguar el porcentaje de grasa de la leche que corresponde a la muestra. Este resultado se registra para realizar los cálculos correspondientes.

3- Cálculos. Conocida la cantidad de leche controlada y convertida ésta en la media diaria, así como la cantidad de grasa convertida en producción de mantequilla, se está en condiciones de calcular la cantidad de leche reducida al 4 % de grasa, obteniéndose un número final que será comparable con cualquier producción de otras vacas, de distintas edades y con una producción láctea de diferente contenido graso. Véase el ejemplo, tomado del libro Lechería Tropical de Vieira de Sa, de cómo se puede registrar y calcular la producción de leche y mantequilla de una vaca en particular.

El controlador lechero necesita proveerse de una balanza portátil de 20 kg de fuerza y con sensibilidad para 100 g (balanza de resorte o digital), de un balde tarado, de frascos de 100 ml para las muestras y de un frasco con conservador para adicionar éstos.

En caso de no contarse con balanzas, se pueden utilizar baldes de 10 litros de capacidad, aforados cada 500 ml. Los equipos de ordeño mecánico permiten medir, en litros, la producción lechera en cada ordeño.

En estos casos se sustituye el pesaje de la leche por su medición en litros. Aunque no es su masa exacta, se acepta que un litro de leche equivalga a un kg.

Duración de la vida media productiva

Este es otro rasgo de importancia económica. Se ha observado que la duración media de la vida productiva de las vacas lecheras es de 4 a 6 años.

Las razones de la eliminación del 50 % de las vacas de un rebaño han sido por problemas de la ubre, baja producción y por trastornos reproductivos.

Se estima que la longevidad de las vacas tiene un 37 % de heredabilidad. Le eficiencia reproductiva, expresada como el porcentaje derivado del real intervalo entre partos en días al del ideal de 365 días, tuvo una heredabilidad del 32 %.

La asociación entre la duración de la vida media productiva y la eficiencia reproductiva fue baja a insignificante.

Tipo y conformación

En el ganado lechero, el tipo tiene un 25% de heredabilidad. Esto indica que solo un moderado progreso pudiera esperarse en la selección para el mejoramiento de este rasgo.

El tipo y la conformación son valiosos porque la superioridad de esos rasgos pudiera ayudar al animal a mantener una larga y alta vida productiva.

Los elementos más deseables son el tamaño, y el desarrollo de la glándula mamaria, buen tamaño y colocación de los pezones, integridad de las extremidades y la capacidad corporal.

Cuadro 5-2 Indicadores de las nuevas razas lecheras de Cuba

Indicador/Raza	HT	M	S	T
Edad pubertad/meses	15	21,5	21,6	19
Peso pubertad/kg	368	295	311	324
Edad 1er parto/meses	35	36	30	33
Intervalo interpartal/día	400	383	392	357
Producción leche/kg/día	18	8,7	9,8	13
Duración lactancia/días	310	263	249	270

Leyenda: HT = Holstein tropical; M= Mambí; S = Siboney; T= Taino

Selección de las vacas para reproductoras

El progreso genético se transmite de una generación a otra a través de cuatro vías diferentes:

1- Selección de toros para producir los toros de la generación siguiente.

2- Selección de hembras (madres de reproductores) para producir toros de la generación siguiente.

3- Selección de toros para producir hembras de reemplazo.

4- Selección de hembras para producir hembras de reemplazo.

Más del 80 % del progreso genético proviene de las dos primeras vías. En Cuba, la selección de madres de reproductores se realiza a partir de los criterios siguientes:

- Producción de leche estandarizada a 3,3 % de grasa en 244 días y 305 días de lactancia.

Tomemos como ejemplo los requisitos para obtener la condición de madre de reproductores Holstein racial. Se tomarán los datos de producción de leche, de acuerdo con la edad en que la hembra produce en cada lactancia (Cuadro 5-3).

Cuadro 5-3 Criterios de producción de leche estandarizada al 3,3%, en kg

Edad años	244 días	305 días
< 3	5 124	6 100
3-4	5 472	6 582
4-5	5 961	7 170
5-6	6 242	7 507
6-7	6 344	7 625
7-8	6 344	7 625

Clasificación morfológica de las madres

La clasificación por tipo es básicamente la comparación de cada animal elegible en el rebaño con el tipo Holstein más cerca del ideal, para llegar a un valor numérico. El valor final representa el grado de perfección física obtenida y puede expresarse en números o alfabéticamente como se indica en el Cuadro 5-4.

El valor final es el resultado de cuatro consideraciones principales: apariencia general; carácter lechero; capacidad corporal y sistema mamario, las cuales contribuyen con valor específico a la anotación final de la hembra (Cuadro 5-5).

Además, el animal se categoriza, según su tamaño, debido a la importancia que tiene en el mejoramiento genético la obtención de animales grandes, capaces de realizar consumos altos de alimentos voluminosos, principalmente pastos (Cuadro 5-6). Para alcanzar la categoría de madre de reproductor, se establece como requisito que la vaca obtenga la clasificación general mínima de buena.

Cuadro 5-4 Puntuación del animal de acuerdo con su clase

Clasificación	Nomenclatura	Puntos
Excelente	Ex	90 o más
Muy buena	MB	85-89
Más que buena	MQB	80-84
Buena	B	75-79
Regular	R	65-74
Mala	M	64 o menos

Cuadro 5-5 Índice de selección morfológica

Aspecto que se clasifica	Nomenclatura	Puntos
Clasificación general	CG	100
Apariencia general	AG	30
Carácter lechero	CL	20
Capacidad corporal	CC	20
Sistema mamario	SM	30

Cuadro 5-6 Categoría del animal según su tamaño

Tamaño	Nomenclatura	Talla en cm	Peso (kg)
Grande	G	142	645
Mediana	M	137-142	560-645
Pequeña	P	137	560

Correlaciones genéticas y fenotípicas

En el Cuadro 5-7, se exponen algunos ejemplos de las asociaciones genéticas y fenotípicas encontradas entre algunos rasgos productivos y morfológicos en el ganado lechero bovino, para que puedan utilizarlas en los programas de mejoramiento genético.

Cuadro 5-7 Correlaciones genéticas (Cg) y fenotípicas (Cf) en bovinos

Características	Cg	Cf
Producción de leche Producción de grasa	70,80	+ 0,90
Producción de leche Producción de proteína	+ 0,90	+ 0,95
Producción de leche % de grasa	- 0,30	- 0,20
Producción de grasa Producción de proteína	+ 0,90	+ 0,95
Producción de leche Apariencia general	- 0,25	-
Producción de leche Capacidad corporal	- 0,20	-

Selección de vacas en los rebaños

La tendencia que siguen las explotaciones modernas consiste en preñar a las novillas para que paran lo antes posible y practicar una selección intensa según la producción de leche durante los primeros meses de lactación.

Las hembras que resulten malas lecheras se venden para carne antes de finalizar la primera lactación. Sin embargo, la eliminación de las vacas de un rebaño deberá basarse con preferencia en todos los registros disponibles como resultado de la atención que debe prestarse a los factores ambientales conocidos que pueden influir en los diversos registros.

Selección desarrollo y cría de vacas de remplazo

1- Características deseadas en las novillas

1) Fertilidad
    a) Apariencia femenina
    b) Facilidad en el parto
    c) Habilidad materna
    d) Peso al destete
2) Habilidad materna
3) Producción de leche
4) Cuidado materno
5) Adaptación al medio ambiente

2- Programa de cría y manejo

1) Cruzamiento de razas para explotar el vigor híbrido
2) Selección de razas incluyendo *Bos taurus* y *Bos indicus*
3) Época de monta
4) Control de parásitos y enfermedades

3- Selección de novillas cruzadas
   A. Al destete
      1) Reserva de 30 becerras por cada 100 vacas
      2) Selección por: peso al destete y conformación
   B. Antes del período de monta
      1) Desechar el 10 %
         a) Por peor desarrollo (peso por edad)
         b) Conformación
         c) Feminidad
   C. Después del apareamiento - Diagnóstico de preñez
      1) Desechar: 5-20 %
         a) Todas las vacas vacías (hasta completar el 25 %)
         b) Si el número de novillas sobrepasa el 25 %, desechar a aquellas que tuvieron terneros menos peso o tuvieron crías muertas (hasta completar el 25 %)
         c) Resumen: Por cada 100 vacas del hato
            - Reservar: 30 novillas para reemplazo
              - Desechar: 3 antes de la época de monta
              - Desechar: 5 vacías al primer año
              - Desechar: 2 que no destetaron a sus crías
              - Desechar: 5 vacías - segundo año
            - Quedan: 15 vacas preñadas de reemplazo

4- Desarrollo de novillas cruzadas
   1) Edad al primer parto - Depende de la raza y de su estado nutricional

2) Para que paran a los 2-3 años
   a) Se requiere que desde el destete a la monta reciban buen pastoreo con suplementos para que alcancen un peso mínimo de 300 kg a los 18-24 meses de edad
   b) Aparear con toros que produzcan terneros pequeños al nacimiento (cebú o sus mestizos)
   c) Período de monta - corto y temprano
   Duración: 60-90 días
3) Para parición a los 3 a 3.5 años

A. Época del primer parto

1) Deben observarse los partos para ser atendidos en caso de distocias
2) Deben alimentarse convenientemente para mantener el crecimiento antes y después del parto
3) Deben alcanzar un peso promedio de 300 kg antes del parto.

Selección y cruzamiento en el ganado lechero

Las posibilidades de conseguir la mejora genética de una población de ganado vacuno lechero aumentan, al aumentar el tamaño del pie de cría, porque la prueba de descendencia y la selección de los toros puede organizarse de una manera más eficaz que en una explotación poco numerosa.

Prueba de descendencia y selección entre los toros

La prueba de descendencia de los toros debe practicarse lo más precozmente posible para que se efectúe una selección eficaz de los toros probados.

La edad que alcanza el toro al finalizar la prueba depende de:

a) La edad del toro joven cuando es capaz de producir semen de fertilidad satisfactoria.

b) Del tiempo transcurrido hasta que se obtiene un número suficiente de registros de primera lactación.

La pauta para seguir con el manejo de los toros jóvenes durante el intervalo que dura la prueba es variable. En algunos casos rinden un servicio limitado con I.A; otras veces se alquilan a otros rebaños como toros de monta natural, y en ocasiones se retiran totalmente de la reproducción. También puede recogerse el semen con regularidad y almacenarlo hasta que finalice la prueba. Una vez recogido el semen suficiente para unas 50 000 inseminaciones y sometido a la congelación podría enviarse al matadero para reducir el coste de mantenimiento hasta que haya finalizado la prueba de la descendencia.

En la organización de las pruebas de descendencia hay tres aspectos importantes a considerar:

1- La capacidad de comprobación, es decir, número total de vacas con registros de su producción lechera dispuesta para los apareamientos de prueba.

2- Número de toros jóvenes que deben probarse cada año.

3- Número de hijas con registro de una primera lactación que se necesita para efectuar la prueba (el tamaño del grupo =n).

Selección de toros jóvenes

La selección de un toro se basará en los méritos de su padre y madre, así como en su propio fenotipo. El padre será uno de los mejores toros disponibles con pruebas de descendencia y la madre será una vaca distinguida.

Las características fenotípicas pueden determinarse mejor si se crían los toros en lotes numerosos en la misma granja y sometidos a condiciones estándar de alimentación y manejo. Entonces puede registrarse el índice de crecimiento y el consumo de pienso y estudiarse su capacidad de apareamiento y calidad del semen.

Evaluación integral de los reproductores

Selección morfológica

El conocimiento de las características externas de los toros nos permite apreciar su correcta conformación e integridad orgánica, proporcionándonos los detalles básicos para distinguir a los individuos mejor dotados dentro de la raza e ir efectuando una inteligente selección morfológica y funcional. Este método es mucho más efectivo en las razas destinadas a la producción de carne pues la conformación del animal muestra su aptitud o nos da detalles más exactos de lo que es capaz de transmitir a su descendencia.

El primer punto para considerar es que el toro sea de raza pura, lo cual se comprueba con su pedigrí y porque reúna todas las características propias de su raza.

En resumen, en la selección de toros no se buscan los extremos de cualquier rasgo. Lo mejor es buscar toros que posean una combinación de rasgos deseables para el mejoramiento genético del hato. Se puede hacer un índice de selección para ese propósito.

El programa de mejora genética a pequeña escala, o sea en uno o varios rebaños, puede realizarse siempre que exista una adecuada correspondencia entre el potencial genético de producción de leche de los animales y las condiciones de alimentación y manejo de la finca.

El mejorador deberá calcular a cuál producción de leche puede aspirar con los recursos disponibles y con el tipo de animal que tiene; qué debe hacer para mejorar los pastos y asegurar una alimentación adecuada durante todo el año.

Según la respuesta que obtenga a estas interrogantes y a las condiciones particulares de cada lugar, serán las decisiones que se tomarán, en lo que se refiere al cruzamiento más adecuado a cada caso, la utilización de la monta natural o la inseminación artificial, con toros debidamente probados y de la raza seleccionada. No existen programas únicos, sino los que se requieren, según las condiciones particulares de la población y su entorno.

Este trabajo de mejoramiento genético sólo es posible si existe *un sistema de control*, donde se registre el comportamiento productivo de los animales, ya que sin esta información es imposible realizarlo.

Estos sistemas serán más o menos complejos en dependencia de las condiciones y características de cada lugar, pero por muy simples que sean es indiscutible que si se manejan adecuadamente resulta un instrumento de gran utilidad para el criador.

Los datos mínimos requeridos para el registro son: Identificación, fecha de nacimiento, nombre y raza del padre y de la madre, peso al nacer, peso al destete, edad y peso a la incorporación, edad al primer parto, duración de la lactancia, persistencia, producción de leche por lactancia, habilidad materna y longevidad. A partir de los rasgos productivos y morfológicos más deseados, establecer un índice de selección de las hembras.

Indicadores productivos para considerar los animales con biotipo lechero

Los principales indicadores productivos para considerar los animales con biotipo lechero son:

Macho

a) Peso al nacer (de registros del criador)
b) Peso al destete del ternero, kg
c) Edad a la pubertad/meses

Hembra

a) Peso al nacer (de registros del criador)
b) Peso al destete del ternero, kg
c) Edad al primer parto, meses
d) Duración de la lactancia, días
e) Producción de leche (kg/lactancia)
f) Producción de grasa o mantequilla (kg/lactancia)

Indicadores cualitativos secundarios
a) Habilidad materna
b) Facilidad al parto
c) Temperamento dócil
d) Tasa media de crecimiento
e) Fertilidad y salud
f) Longevidad

Capítulo 6

Sistemas de selección para el ganado de carne

Contenido:
Introducción. Sistemas de selección. Rasgos de importancia económica que pueden ser utilizados como índices de selección. Heredabidad de los principales rasgos de importancia económica. Correlaciones entre rasgos. Selección de toros y pruebas de comportamiento. Ejemplo de índice de selección. Sugerencias para un programa de selección y mejora.

Introducción

Para el logro efectivo del mejoramiento genético de una población de ganado de carne, es preciso utilizar un sistema de selección que tenga en cuenta los principales rasgos productivos que tengan que ver con los objetivos perseguidos por el criador. En este capítulo se ofrecen los datos básicos necesarios para que el criador elija y elabore sus indicadores como criterios de selección para la mejora cuantitativa y cualitativa de la producción de carne vacuna.

Sistemas de selección

La productividad de una raza o cruce está en función de los kilogramos del producto final entregado por unidad de tiempo y Animal. Esto está determinado por el potencial de crecimiento de sus hijos machos y por las características reproductivas de sus hijas hembras.

En los programas de selección del ganado de carne estos dos tipos de caracteres se agrupan en:

Productividad numérica

Aquellos rasgos que definen las características reproductivas de la especie y la habilidad materna para producir y destetar cada año terneros fuertes y desarrollados. Son de valor genético para efecto indirecto.

A continuación, se muestra los aspectos que determinan la productividad numérica:

> **Productividad numérica**
> Habilidad para producir y destetar un ternero
> Intervalo entre partos
> Edad al parto
> Servicios por gestación

Productividad ponderal

Son aquellos rasgos que definen las características de crecimiento, eficiencia en la utilización del alimento y composición de la canal. Son de valor genético para efecto directo.

Estos son:

> **Productividad ponderal**
>
> Crecimiento pre-destete
>
> Crecimiento pos-destete
>
> Características de la canal

Efecto indirecto

Se les llama a aquellos caracteres que se manifiestan indirectamente a través del comportamiento de sus hijos.

Efecto directo

Es el que se manifiesta directamente en el reproductor o en su progenie macho.

Estos son los caracteres que deben controlarse ya que sobre esta información es que se basará la selección.

Rasgos de importancia económica que pueden ser utilizados como índices de selección

Los **DEP** (diferencia esperada entre progenies) predicen cómo se comportará la futura progenie de los toros listados en cada una de las características de producción evaluadas. Los **DEP** pueden ser positivos(+), negativos(-) o cero(0), y están expresados en la unidad de medida correspondiente a cada rasgo.

La **Prec** (precisión) indica el grado de confiabilidad que se puede tener en el **DEP** que acompaña. Una **Prec** cercana a 1 (uno) indica alta confiabilidad, mientras que cercana a 0 (cero), baja confiabilidad. Si un toro padre no deja progenies en 3 o más establecimientos (Rod.), su **Prec** es restringida como máximo a 0.85. Esto es válido para cualquier característica evaluada.

1. **GEST:** La duración de la gestación representa la cantidad de días entre la concepción y el nacimiento. Este DEP predice la diferencia en días (en más o en menos) en el largo de gestación que tendrá la progenie de un toro padre en particular, con respecto otro. Trabajos de investigación indican que hembras con intervalos de gestación más cortos tienen más tiempo para reponerse y mejoran su eficiencia reproductiva. A su vez, menores largos de gestación están asociados a más bajos pesos al nacer y tienden a tener menores dificultades al parto.

2. **Peso al nacer:** Este DEP, expresado en kilos, predice la capacidad que tiene el toro considerado para transmitir peso al nacer a su progenie.

- En el ejemplo se espera que las crías del Toro A pesen, en promedio, 1.2 kilos menos que las del Toro B (+1.4 menos + 0.2 = 1.2 Kg). El peso al nacer es un indicador de la facilidad de parto; DEP más altos indican, generalmente, mayores problemas de parto (distocia).

3. **Peso al destete:** Este DEP, expresado en kilos, predice la capacidad que tiene el toro considerado para transmitir crecimiento al destete a su progenie. Todos los pesos al destete analizados fueron ajustados a los 205 días y por edad de la madre.

    - En el ejemplo se espera que la progenie del Toro A pese, en promedio, 3.4 kilos menos que la del Toro B (+8.6 menos +5.2 = 3.4 Kg).

4. **Producción de leche:** Este DEP indica la aptitud lechera que transmite un toro a sus hijas, medida a través del peso al destete de sus nietos.

    - En el ejemplo, las hijas del Toro A brindan una cantidad extra de leche que les permite destetar crías con 7.8 kilos más, en promedio, que las nacidas del Toro B (+6.7 menos -1.1 = 7.8 Kg). Es importante destacar, asimismo, que cada hija también transmite a sus descendientes, juntamente con esos genes para leche, los genes para crecimiento provenientes de su padre.

5. **Peso final:** Este DEP, expresado en kilos, predice la capacidad que tiene el toro considerado para transmitir crecimiento a sus crías, medido como peso a los 18 meses.

- En el ejemplo, la progenie del Toro A pesará, en promedio, al año y medio de edad, 5.6 kilos más que la del Toro B (+14.9 menos +9.3 = 5.6 Kg).

6. **Circunferencia escrotal C.E.**: Este DEP, expresado en centímetros y ajustado a los 18 meses, predice la capacidad del toro para transmitir esta característica a su progenie.

    - Nuestro ejemplo indica que los hijos del Toro A tendrán, en promedio, a los 18 meses de edad, 1.2 cm más de circunferencia escrotal que los del Toro B (+1.2 menos +0.0 = 1.2 cm). Recuerde que la circunferencia escrotal es uno de los mejores estimadores de la fertilidad, ya que está asociada con la cantidad de semen producido por el toro y con la edad a la que sus crías ingresan a la pubertad (precocidad sexual); DEP mayores significa que la progenie alcanzará más temprano su madurez sexual.

7. **Altura:** Este DEP, expresado en centímetros y ajustado a los 18 meses, es muy importante cuando tenga que elegir, por ejemplo, entre dos toros con igual DEP de peso final, a los fines de evitar incrementar el tamaño corporal más allá de lo deseado.

8. **Espesor grasa dorsal (E.G.D)**: Este DEP, expresado en milímetros y ajustado a los 18 meses, predice la capacidad del toro para transmitir mayor o menor espesor de grasa dorsal (EGD) a su progenie, dependiendo si su valor es positivo o negativo, respectivamente.

9. **Espesor grasa cadera (E.G.C.):** Este DEP, expresado en milímetros y ajustado a los 18 meses, predice la capacidad del toro para transmitir mayor o menor espesor de grasa de cadera (EGC) a su progenie, dependiendo si su valor es positivo o negativo, respectivamente.

10. **Área L. Dorsal (A.L.D):** Este DEP, expresado en centímetros cuadrados y ajustado a los 18 meses, predice la capacidad del toro para transmitir mayor o menor área del músculo L. dorsi a su progenie, dependiendo si su valor es positivo o negativo, respectivamente.

11. **Grasa intermuscular (GI):** Este DEP, expresado en porcentaje y ajustado a los 18 meses, predice la capacidad del toro para transmitir mayor o menor porcentaje de grasa intramuscular (%GI) a su progenie, dependiendo si su valor es positivo o negativo, respectivamente.

12. **Corte minorista (%CM):** El porcentaje de cortes minoristas (%CM) es un DEP compuesto que combina, principalmente, información del peso al momento de la medición ecográfica (PM), el área de L. dorsi (ALD) y el espesor de grasa dorsal (EGD). Predice la diferencia en kilos de cortes minoristas que daría, en promedio, la progenie de un toro padre en particular, con respecto a otro.

Heredabidad de los principales rasgos de importancia económica

Peso al nacer

Se ha encontrado una h^2 de 0,30 a 0,40, pudiendo responder este carácter a la selección.

Crecimiento pre-destete

Se ha observado un valor promedio de 0,22 para este carácter. La baja heredabilidad de este rasgo es de poca importancia ya que la mayor parte del crecimiento en la producción intensiva de carne se produce en los lotes de ceba.

Peso al destete

Este rasgo es útil para evaluar las diferencias en la capacidad maternal y para medir las deficiencias en el potencial de crecimiento de los terneros. Se ha hallado un valor promedio de heredabilidad de 0,27, que es relativamente bajo.

Crecimiento pos-destete

El índice de crecimiento es importante debido a su alta asociación con la eficiencia de la ganancia, por su alta heredabilidad (0,50) y por estar altamente correlacionado con otros rasgos de importancia económica.

Rasgos de la canal

La mayoría de los rasgos incluidos en el mérito de la canal están influenciados por muchos genes. Las medidas de la canal pueden ser tomadas cuando los animales tienen la misma edad (edad constante) o cuando tiene el mismo peso (peso constante).

De los resultados que se exponen en la siguiente tabla se puede deducir que estos rasgos pueden ser mejorados genéticamente.

Cuadro 6-1 Heredabilidad de algunos rasgos de la canal

Rasgos	h^2
Peso de la canal por día de edad	0,40 - 0,50
Carne comestible/ %	0,40
Carne primera/ %	0,30
Área de L. dorsali	0,25 - 0,40

Los rasgos reproductivos: presentan coeficientes de heredabilidad muy baja.

Cuadro 6-2 Rasgos de crecimiento pre-destete

Rasgos de crecimiento pre-destete	h^2
Peso al nacer	0,30 a 0,40
Ganancia	0,22 a 0,40
Crecimiento pos-destete	0,27

Cuadro 6-3 Heredabilidad de algunos rasgos de la eficiencia productiva

Heredabilidad de Rasgos	
Conversión	0,40
Tasa de madurez	0,40
Peso a la madurez	0,50
Consumo	0,45

Correlaciones entre rasgos

El peso de la canal fría se correlaciona positivamente con el rendimiento contenido de carne comestible y la grasa del riñón y negativamente con el contenido de los huesos.

El contenido de carne comestible total está correlacionado positivamente con la cantidad de carne de primera y el rendimiento. El peso de la canal es un buen indicador del rendimiento y permite predecir el área del L. dorsi, la carne comestible total y el contenido de huesos.

Para hacer una selección general preliminar deberá prestársele atención a los siguientes aspectos:
   a) Conformación
   b) Temperamento
   c) Rusticidad
   d) Capacidad de monta y potencial de fertilidad
   e) Superioridad de la masa corporal superior al 20% de la media poblacional

Selección de toros y prueba de comportamiento

Selección de toros

El mejoramiento genético del hato requiere un sistema para medirlas características económicas en cada animal y usar esta información en la selección de los toros y vacas de la próxima generación. Este sistema se llama prueba de comportamiento.

A. Una prueba completa debe incluir:

1) Peso al nacimiento
2) Peso al destete
3) Ganancia de peso post-destete, medida en la finca o en un centro de pruebas
4) Identificación permanente de cada individuo y registro de datos
5) Ajuste de los pesos por sexo, edad, edad de la madre, estación o fecha de nacimiento y grupo contemporáneo
6) Medidas de mérito de la canal
7) Medidas de características reproductivas

B. Reglas en la prueba de comportamiento:

1) Tratamiento igual para todos los becerros
2) Registros de comportamiento escritos
3) Comparación dentro de los becerros de edad similar y ajustar los pesos por diferencias de edad y edad de la madre
4) Comprar becerros o toretes que vengan de hatos con medio ambiente muy parecido al suyo

Características de cada propósito de padres en orden de importancia

A. Para vacas de primer parto considerar:

1) Facilidad al parto
   a) Bajo peso al nacer
   b) Poco desarrollo muscular
2) Fertilidad y salud
3) Temperamento dócil
4) Baja tasa de crecimiento

B. Para producir vacas de reemplazo considerar:

1) Habilidad materna
2) Tasa media de crecimiento
3) Fertilidad y salud
4) Temperamento dócil
5) Facilidad al parto
6) Mérito de la canal

En resumen, en la selección de toros no se buscan los extremos de cualquier rasgo. Lo mejor es buscar toros que posean una combinación de rasgos deseables para el mejoramiento genético del hato. Se debe hacer un índice de selección para ese propósito.

El programa de mejora genética a pequeña escala, o sea en uno o varios rebaños, puede realizarse siempre que exista una adecuada correspondencia entre el potencial genético de producción de carne de los animales y las condiciones de alimentación y manejo de la finca.

El mejorador deberá calcular a que producción de carne puede aspirar con los recursos disponibles y con el tipo de animal que tiene; qué debe hacer para mejorar los pastos y asegurar una alimentación adecuada durante todo el año.

Según la respuesta que obtenga a estas interrogantes y a las condiciones particulares de cada lugar, serán las decisiones que se tomarán, en lo que se refiere al cruzamiento más adecuado a cada caso, la utilización de la monta natural o la inseminación artificial, con toros debidamente probados y de la raza seleccionada. No existen programas únicos, sino los que se requieren, según las condiciones particulares de la población y su entorno.

Este trabajo de mejoramiento genético sólo es posible si existe *un sistema de control*, donde se registre el comportamiento productivo de los animales, ya que sin esta Información es imposible realizarlo.

Estos sistemas serán más o menos complejos en dependencia de las condiciones y características de cada lugar, pero por muy simples que sean es indiscutible que si se manejan adecuadamente resulta un instrumento de gran utilidad para el criador.

Prueba de comportamiento

Una prueba de comportamiento consiste en la medición de determinados rasgos en el animal vivo, tales como evaluación del crecimiento, conversión de alimentos, ganancia diaria, indicadores reproductivos etc.

Ventaja

La ventaja principal de esta prueba es que permite la evaluación del animal a una edad mucho más temprana que la prueba de progenie. De esta forma se reduce el intervalo entre generaciones y se hace posible utilizar al toro durante sus años más productivos. Si bien la prueba de comportamiento es menos exacta que la de progenie, la primera permite una mayor intensidad de selección.

Desventaja

La desventaja de la prueba de comportamiento es que no es aplicable para aquellos rasgos que no se pueden medir en el animal vivo como las características de la canal o los que tengan baja heredabilidad.

Sistemas de prueba

Los animales pueden ser probados por:

a) Sistema por un período fijo
b) Sistema de edades determinadas
c) Sistema de pesos específicos
d) Sistema combinado (edad determinada hasta peso constante)

En cualquier prueba de comportamiento los animales deberán ser seleccionados sobre la base de su superioridad en el rasgo o los rasgos que se deseen obtener en la progenie.

Sistemas de alimentación

El objetivo de cualquier sistema de prueba debe ser el de evaluar, tan rápido y eficientemente como sea posible, las diferencias genéticas entre animales en término de su expresión fenotípica.

Mientras mayor sea la variación ambiental entre los toros en prueba dadas por variaciones en la alimentación, más difícil será alcanzar el anterior objetivo ya que se reduce la heredabilidad del rasgo.

Todo parece indicar que una dieta integral basada en concentrados es lo más adecuado ya que:

1- El aumento diario va a estar limitado solamente por el potencial de crecimiento animal.

2- La dieta será la misma para todos los animales y serán válidas incluso comparaciones entre años.

3- Esta dieta facilita el manejo y se aumenta la exactitud al registrar los datos.

Alojamiento

El alojamiento deberá ser individual ya que el sistema en grupos impide medir el consumo y la conversión con lo que se pierde una valiosa información. No se deberá utilizar cama de paja ya que los animales la consumen y puede alterar los resultados.

En cualquier prueba es necesario tener en cuenta la homogeneidad del grupo experimental para evitar que un animal dominante en la jerarquía social pueda afectar las ganancias a tal grado que, un animal de elevado potencial genético parezca inferior a otro de más mala calidad, debido a su docilidad o menor edad o tamaño.

Los criterios de selección más utilizados son:

a) Peso inicial y final

b) Ganancia diaria

c) Peso por edad

d) Consumo de alimento

e) Conversión

Se aconseja pesar a los animales periódicamente para poder elaborar su curva de crecimiento, así como acostumbrarlos a un manejo rutinario.

Cuánto más reducidos sean los criterios para seleccionar, más rápido será el progreso de cualquiera de ellos. El rasgo más importante en la producción de carne es la cantidad de carne comestible producida por unidad de alimento consumido.

El que se utilice como criterio de selección el peso por edad en algunos casos, es porque se considera la mejor medida de la tasa de crecimiento, además, este rasgo está altamente correlacionado ($r = 0,71$) con la ganancia diaria lo que hacen mínimos los efectos del crecimiento compensatorio.

La prueba de comportamiento en pastos (PCP)

Este es un sistema que debe conocer todo criador de ganado. Garantiza la selección de los padres de la próxima generación, pilar fundamental en cualquier programa de mejora genética.

La PCP evalúa animales de un mismo sexo bajo condiciones uniformes de explotación para identificar los animales mejoradores.

Es importante que al comprar semen en los establecimientos de I.A. o al adquirir toros reproductores, se haga con la garantía de que sean animales certificados por la prueba de comportamiento en pastos y de progenie.

Si para medir el peso vivo de los animales no se dispone de una balanza para animales mayores, recomiendo imprimir y utilizar la tabla de conversión de peso vivo según la magnitud del perímetro torácico, que aparece en la Tabla 6-1.

Para ello se utiliza una cinta métrica, preferentemente de tela, de 200 cm de longitud, y se coloca alrededor del tórax, tal y como se indica en la Figura 6-1. La cinta deberá colocarse, pero no apretarse, en evitación de errores de medición. En los animales cebuados, la cinta deberá colocarse en el punto de inserción torácica de la giba.

Para evitar errores de apreciación, las mediciones deberán realizarse siempre por una misma persona, preferiblemente el criador.

Aunque la conversión del perímetro torácico en peso vivo no resulte exacta para todas las razas bovinas, estas mediciones servirán de datos útiles para los fines de selección que se requieran, puesto que lo más importante es la comparación entre individuos.

Ejemplo de Índice de selección

El ganado de carne raramente es seleccionado en base a un solo rasgo, de ahí que el valor económico o el valor neto de un animal sean determinados por varios rasgos.

En un estudio realizado en EE.UU. se comprobó que el peso al destete era el rasgo más exacto para seleccionar la tasa de ganancia expresada en un rebaño.

Un índice simple de considerable exactitud, además del peso al destete, fue el siguiente: $I = PD + 72TG$, dónde PD es el peso al destete y TG es la tasa de ganancia en el área de ceba.

Otro índice, más complicado:

$I = 0.58PD + 18.64GD - 0.73F - 5.87E$, dónde PD es peso al destete; GD, la ganancia diaria en el área de ceba, con un período corto entre el destete y el comienzo de la prueba, para llevar a los animales a un ciclo de ceba completa, F, el número de días para llevar a cada animal a un peso mínimo para la matanza; y E, la cantidad de alimento por la libra de ganancia.

Para ilustrar el cálculo de tal índice, les ofrezco un ejemplo tomado de Lasley (1973).

Índice de selección
PD = 400 lbs
TG = 2.5 lbs
F = 200 días
E = 7.5 lbs
El índice calculado sería:
I = 0.58(400) + 18.64(2.50) - 0.73(200) - 5.87(7.5)
I = 232 + 46.6 - 146 - 44.03
I = 88.57

Nota:
1 kg = 2,2 libras
1 libra = 460 g

Este índice sirve como ejemplo para mostrar cómo algunos importantes factores pueden considerarse en la construcción de un índice para ayudar en la selección para un mejoramiento genético máximo. Puede o no, ser aplicable a la selección de ganado de carne en las áreas de una región determinada, o puede modificarse o ajustarse a las características del sistema de explotación de que se trate.

Fig. 6-1 Forma de colocación de la cinta métrica para medir el perímetro torácico en una vaca

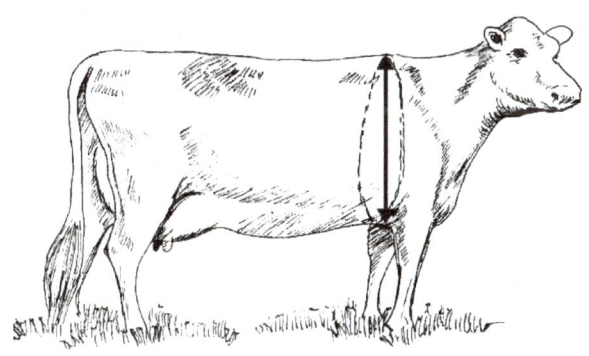

Tabla 6-1 Conversión perímetro (PT), en peso vivo (PV)

Conversión perímetro (PT), en peso vivo (PV)							
PT	PV	PT	PV	PT	PV	PT	PV
60	28	95	80	130	181	165	358
61	28	96	82	131	184	166	368
62	29	97	85	132	188	167	378
63	30	98	87	133	192	168	388
64	31	99	90	134	196	169	399
65	32	100	92	135	200	170	408
66	33	101	95	136	204	171	420
67	34	102	97	137	208	172	430
68	35	103	99	138	212	173	440
69	36	104	101	139	217	174	450
70	37	105	104	140	222	175	459
71	38	106	106	141	227	176	467
72	38	107	109	142	232	177	473
73	39	108	111	143	237	178	477
74	40	109	114	144	242	179	480
75	41	110	116	145	247	180	483
76	42	111	119	146	252	181	486
77	43	112	121	147	257	182	489
78	45	113	123	148	262	183	492
79	47	114	126	149	267	184	495
80	49	115	129	150	272	185	498
81	50	116	132	151	276	186	501
82	52	117	136	152	280	187	503
83	54	118	139	153	284	188	506
84	56	119	142	154	288	189	509
85	57	120	146	155	292	190	512
86	59	121	149	156	296	191	515
87	61	122	153	157	301	192	518
88	63	123	156	158	306	193	521
89	65	124	160	159	312	194	524
90	67	125	164	160	318	195	527
91	69	126	167	161	324	196	530
92	71	127	170	162	331	197	533
93	74	128	174	163	339	198	536
94	77	129	177	164	348	199	539

Leyenda:
PT en cm
PV en kg

Sugerencias para un programa de selección y mejora

1. Identifique todos los animales con un tatuaje en la cara interna de la oreja, con una presilla metálica, con un arte plástico o cualquier otro medio que permita la identificación permanente del animal.

2. Registre la fecha del nacimiento exacta de cada ternero, tatúe al nacimiento, y anote los números del ternero y la vaca.

3. Obtenga un registro de los destetes y pesos y corrija el peso de los terneros por la edad de las madres, y edad y sexo del ternero.

4. Retenga las novillas de reemplazo de aquéllas que tuvieron mayores pesos al destete y de mejor conformación.

5. Descarte las vacas que después de uno o dos partos, paran terneros débiles y menos pesados que el promedio del rebaño. Descarte sobre la base de los registros y no solo por el tipo.

6. Pese y registre las novillas otra vez, a la edad aproximada de 18 meses para obtener información sobre las tasas de ganancia después del destete y sobre los registros de grupos de toros, así como la información sobre la capacidad de ganancia de los terneros de diferentes vacas. Descarte aquellas novillas con tipos o ganancias indeseables o con rasgos obviamente indeseables.

7. Crie todos los terneros machos que sean superiores desde el punto de vista del tipo y peso al destete. Si ellos no pueden ser criados individualmente, hágalo como un grupo, pero dé a todos los animales iguales oportunidades de alimentación. Aliméntelos por al menos 150 días y al final de ese periodo, calcule la tasa de eficiencia de ganancia y anote por tipo y conformación. Clasifique los toros por los rasgos de mayor importancia económica y retenga el mejor para propósitos reproductivos.

8. En la compra de toros de un rebaño, obtenga aquellos de un rebaño donde los registros de los tipos mencionados anteriormente se mantengan. Obtenga el mejor toro posible sobre la base del tipo y la tasa de eficiencia de ganancia al final de la prueba de alimentación. Seleccione un toro del rebaño cuya madre tuviera un récord de por vida de producir un ternero cada año con tipo y peso al destete superiores a la media poblacional.

9. Si en la finca hay condiciones para ello, introduzca la inseminación artificial y adquiera semen procedente de toros probados de la raza que ha decidido utilizar en su programa de mejora.

Capítulo 7

Sistemas de selección para los búfalos

Contenido:
Introducción. Peculiaridades de la especie *Bos búbalos bubalis*. Clasificación zoológica. Algunos rasgos del comportamiento de los búfalos de agua. Categorías. Búfalos de Pantano o Carabao Características morfológicas. Bufalipso. Características morfológicas. Requerimientos básicos para la selección de búfalos lecheros. Selección de búfalos padres. Sistema de selección para el remplazo.

Introducción

Para el mejoramiento genético de una población bufalina cualquiera, se debe utilizar un sistema de selección que tenga en cuenta los principales rasgos productivos que tengan que ver con los objetivos perseguidos por el criador. En este capítulo se ofrecen los datos básicos disponibles para que el criador elija y elabore sus indicadores como criterios de selección para incrementar la producción de leche y carne de sus rebaños bufalinos.

Peculiaridades de la especie *Bos búbalos bubalis*

Clasificación zoológica

Orden: *Artiodactyla*

Suborden: *Rumiantes*

Familia: *Bovideos*

Subfamilia: *Bubalinae*

Especie: *Bos Bubalo bubalis*

Subespecie: *Bubalus bubalis carabanensis*

- La población mundial de búfalos se estima en 150 millones de cabezas y la India es el principal productor.
- Existen 19 razas de búfalos, las de más importancia económica son:
    - Mediterránea, Murrah, Nili-Ravi, Jafrabadi y Carabao.
- Aunque el búfalo de Río (*Bos bubalo bubalis*) tiene 50 cromosomas y el de Pantano (*Bos bubalo carabanensis*) 48, las progenies son viables; pero el 98 % de los machos de la primera generación F_1 son estériles, no así las hembras que son fértiles.
- Las progenies F_2, F_3 y sucesivas, que forman parte del programa de absorción al tipo Bufalipso, son fértiles en ambos sexos.

Las ventajas que se le señalan a la especie bufalina con respecto a la bovina son las siguientes:

Capacidad reproductiva, que la hace rentable en cualquier ambiente

- La relación clima-suelo-planta-búfalo, es más efectiva, ya que el búfalo aprovecha más eficientemente los pastos de baja calidad, y se adapta mejor a los diversos ambientes.

- Su sistema digestivo les permite un mejor aprovechamiento de los alimentos.

- Requiere un mínimo de inversiones para su explotación.

- Son dóciles, rústicos y longevos.

- Producen leche y carne de excelente calidad.

- El cuero puede utilizarse con los mismos objetivos que el del vacuno.

- Son resistentes a las enfermedades tropicales y tienen baja mortalidad.

Algunos rasgos del comportamiento de los búfalos de agua

Para realizar un adecuado manejo, explotación y selección de los búfalos, es necesario que el mejorador conozca las peculiaridades más importantes de su comportamiento.

Reproductivos

Las bubillas bien alimentadas alcanzan la pubertad entre los 15 a los 18 meses de edad, pero son incorporadas a la reproducción a los 22-24 meses, cuando hayan alcanzado un peso de 375 kg.

La actividad sexual de esta especie es estacionaria por lo que la mayor frecuencia de celos ocurre en la época de invierno (septiembre-enero), cuando los días son algo más cortos y las noches algo más largas, es decir, en los días con menor intensidad luminosa. Debido a esto, el 90 % de los partos ocurren en los meses de julio a octubre. La duración de la gestación promedia los 300 días, con amplitud de variación de 293-318 días.

En los rebaños se recomienda utilizar un solo búfalo padre por cada 30 búfalas. De esta forma se evitan las peleas entre los machos y se puede reconocer fácilmente la paternidad de la progenie.

Los búfalos padres de más de cinco años de edad, que se tornan agresivos y difíciles de manejar, deben ser separados del rebaño.

Marcado instinto gregario

Siempre permanecen agrupados, a diferencia del ganado vacuno. Este comportamiento facilita la estancia y conducción de los animales a las áreas deseadas.

Temperamento y la presencia del hombre

A pesar de su rusticidad, el ganado bufalino requiere mayor presencia del hombre que el ganado vacuno. La no presencia o la ausencia prolongada de recogidas y manejo en los rebaños extensivos, puede hacer que algunos animales se vuelvan difíciles de manejar.

Esto significa que, la docilidad depende del trabajo que realicen los criadores. Son, por naturaleza, tímidos y se asustan fácilmente, por lo que deben ser conducidos con tranquilidad y con paciencia; el uso de perros, el trato brusco y los gritos hacen que su manejo sea más difícil y su adiestramiento más arduo.

Longevidad

Es una de las características más apreciada de los búfalos. La vida media biológica del búfalo es de 20-25 años. En ella influye su capacidad adaptativa y su resistencia a las enfermedades.

Cimarronadas

Los búfalos de pantano o Carabao y sus mestizos F_1 y F_2 son muy nerviosos y propensos a formar cimarronadas, es decir, a escaparse y esconderse en grupos silvestres, evitando todo encuentro con el hombre.

Las cimarronadas de búfalos los convierten en depredadores de cultivos de todo tipo, por lo que se hacen indeseables, al perjudicar la producción de vegetales de los campesinos.

Convivencia entre los búfalos padres

A medida que avanzan en edad, se hace más difícil la convivencia pacífica entre los búfalos padres debido a los problemas de la jerarquía social.

Para evitar peleas, los búfalos padres deben separarse y seleccionar el mejor para que realice las montas. En los rebaños extensivos los machos deben agruparse por edades.

Habito andariego

Son muy apegados a su lugar de origen, cuando adoptan un área es fácil retenerlos. Cuando se cambian de lugar, es necesario encerrarlos por las noches, hasta que se adapten. Generalmente durante este período del día, se desplazan para volver al lugar de procedencia o buscar nuevas áreas.

Contención

Los búfalos se controlan bien con cercas de varios pelos de alambres de púas o con cercas eléctricas. Respetan más las cercas eléctricas que el vacuno; pero se ha comprobado que la mejor cerca es el alimento que tengan en sus áreas.

Tienen un fuerte instinto de supervivencia y si se quedan sin alimentos rompen cualquier tipo de cercas. Esta es una de las razones por las que caminan incesantemente y destruyen los cercados y siembras. No son tolerantes al hambre.

Agua y sombra

Necesitan agua potable suficiente para beber y refrescarse, además de la sombra, porque son muy sensibles a los efectos de la luz solar intensa.

Esto es debido a que poseen muy pocas glándulas sudoríparas que les permitan la disipación del calor. Además, el color negro de su capa favorece la mayor absorción de los rayos solares.

Refrescamiento

Los búfalos prefieren refrescarse en revolcaderos, que muchas veces preparan ellos mismos. En ellos pueden permanecer hasta cinco horas cuando la temperatura del aire y la irradiación solar son altas. Instintivamente, seleccionan zonas de agua limpia para beber, otras para revolcarse y otras para defecar. Al agua puede proceder de embalses, ríos, charcas y pantanos. Los revolcaderos que crean, ayudan a eliminar los ectoparásitos de su piel.

Capa y piel

En el trópico, su piel tiene poco pelo. Los bucerros nacen con pelos, pero lo van perdiendo con la edad. La piel del búfalo es dos veces más gruesa y pesada que la del vacuno, (36 vs 18 kg).

Rusticidad

Son muy rústicas y adaptables a diferentes ecosistemas. Tienen mejor capacidad que el ganado vacuno, para utilizar pastos y forrajes de baja calidad.

Calidad de la leche

El contenido de la leche de búfala es mayor en grasa, proteínas y sales minerales que la del vacuno. Para producir 1 kg de queso, se requieren 12 litros de leche de vaca, pero solo 8 litros de búfala. Para producir 1 kg de mantequilla se necesitan 20 litros de leche de vaca, y solo 14 litros de búfala.

Cuadro 7-1 Subespecies de búfalos

Subespecie	Características	Localización	Objetivos
Río	Color negro o gris oscuro. Cuernos ligeramente enrollados o rectos. Prefieren revolcarse en aguas limpias. Tienen 50 cromosomas	India, Egipto, Europa, América Latina	Producción de leche. La carne como subproducto
Pantano	Color gris purpúreo. Cuernos macizos echados hacia atrás. Tienen 48 cromosomas	Filipinas, Parte de la India	Trabajo. Producción de carne. Leche como subproducto

Categorías

Las categorías que participan en el flujo zootécnico son:

Cuadro 7-2 Categorías del flujo zootécnico

Bucerros (as)	Desde el nacimiento hasta los 12 meses
Buñojo(as)	Entre 12 y 18 meses de edad
Bubillas	Mayor de 18 meses que no han parido
Bubillos	Machos entre 18-24 meses de edad
Búfalas	A partir del primer parto
Búfalo padre	Mayor de 24 meses dedicado a padrear

Búfalo de Pantano o Carabao

Características morfológicas

Es el tipo principal de las islas Filipinas y la India y se utiliza como animal de trabajo en los arrozales y para la tracción. En el estado de Pará y en la Isla de Marajó, en Brasil, se le destina a la producción de carne.

Color de la Capa

Son de color gris pardo, tienen manchas blancas en las patas, frente y cuello (en forma de collar). Estas muñequeras y collar se observan en los mestizos de búfalos de río y pantano. Gran parte del cuerpo está desprovisto de pelo o lo presenta rígido y en muy corta longitud.

Cabeza

La frente es plana, los ojos prominentes, la cara corta y el morro ancho. Los cuernos son muy largos y aplanados, y se curvan hacia atrás, con las puntas muy separadas, alcanzando hasta 1,2 m de separación máxima entre una punta y la otra.

Cuerpo

Su cuerpo es corto y su vientre ancho, son de conformación compacta y maciza, con apreciables rasgos cárnicos. El cuello es relativamente largo, la cruz y la grupa son prominentes. Sus extremidades y cola son cortas. La ubre es pequeña y desplazada hacia atrás.

Un rasgo distintivo es que no tienen dimorfismo sexual, es decir, no existen diferencias fenotípicas marcadas entre machos y hembras. No obstante, los machos suelen ser más pesados que las hembras (600-700 vs 450-500 kg).

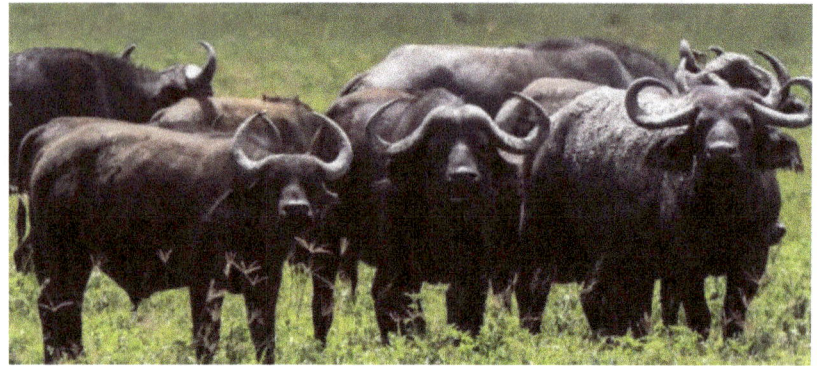

Fig. 7-1. Búfalos de Pantano o Carabao

Bufalipso

El búfalo de rio Bufalipso de Trinidad - Tobago es producto de los cruzamientos con las razas bufalinas Muraah, Prietos del Mediterráneo, Jafrabadi, Nili-Rabi y Carabao, dados por poseer algunas marcas de color claro en las patas y el cuello, propias del Carabao.

Los búfalos de origen trinitario tienen el inconveniente de poseer algunos genes recesivos que producen albinismo.

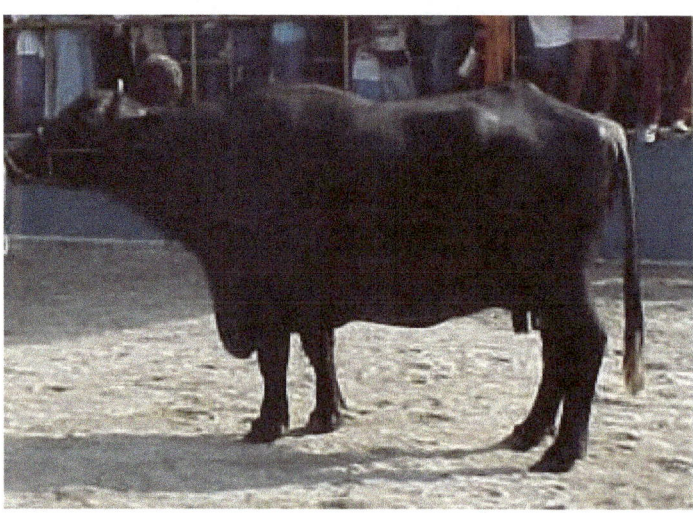

Fig. 7-2 Bufalipso fuera del agua

Características morfológicas

Color de la capa

El color de la capa es negra o gris.

Cabeza

La cabeza con cara larga y angosta presenta pelos largos que son escasos en el borde inferior de la mandíbula. Cuernos medianos, dirigidos hacia atrás y los costados, con las puntas cerradas hacia arriba y dentro, formando una media luna.

Cuerpo

Es un animal corpulento, de 1,8 m de altura. El pecho es profundo y el abdomen voluminoso. La cola es corta, pero llega al garrón por ser baja su inserción.

En general es un animal compacto, musculoso y profundo. La ubre es de tamaño mediano, bien conformada. El peso vivo promedio del macho adulto es de 700-800 kg y el de la hembra 600 kg.

Características zootécnicas

En Cuba, la producción promedio de leche obtenida ha sido de 931,4 kg, en 250 días de lactancia, lo que equivale a un promedio diario de 3,7 kg. El rendimiento en la canal es de 55%. En los corrales de engorde, a los 18 meses pueden alcanzar pesos de 480 kg. En condiciones de pastoreo, a los 26 meses pueden pesar hasta 500 kg.

Requerimientos básicos para la selección de búfalos lecheros

1) **Identificación:** Se hace mediante tatuaje en la cara interna de la oreja después del nacimiento, herraje al fuego al destete y la colocación de aretes a la incorporación.

2) **Registros:** Es indispensable controlar todos los eventos, para ello está diseñado un sistema de registros fácil de llevar a nivel de lechería. Ello permite seleccionar con precisión y mantener la historia del rebaño, cuantificando las mejorías, que se tienen cada año. Es indispensable el control de la paternidad.

3) **Control del pesaje de leche:** Debe diseñarse un sistema propio para las búfalas bajo sistema de amamantamiento en el que, al menos se realicen dos pesajes al mes, que se controlen en la propia lechería.

4) **Búfalas altas productoras:** Partiendo del control lácteo y conociendo su identificación y comportamiento reproductivo, se seleccionan las búfalas altas productoras, que son aquellas que dentro de la lechería producen mayor cantidad de leche por lactancia. De ellas, se protegen sus descendientes hembras como reemplazo de las peores búfalas y los machos como futuros búfalos padres para la propia lechería o para su utilización en otras y en los rebaños de absorción.

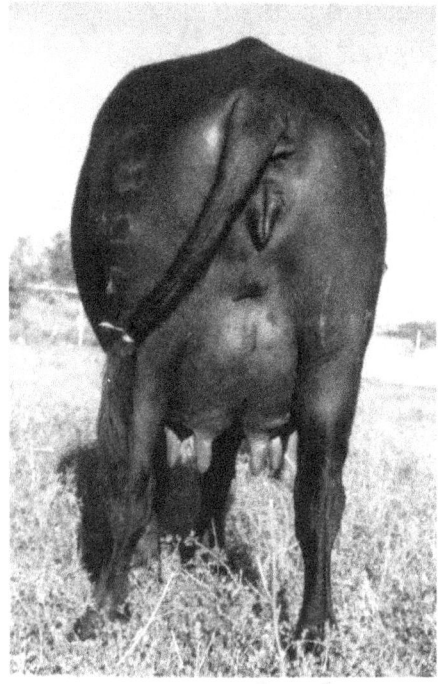

Fig. 7-3 Búfala lechera

Para lograr una buena rentabilidad en las lecherías de 30 búfalas, se deben cumplir los indicadores siguientes:

1) Más de 100 litros de leche diarios con el 90 % de las búfalas en ordeño.

2) Más de 4 litros diarios por búfala en ordeño.

3) Menos del 2 % de mortalidad de las crías.

4) Más del 90 % de natalidad.

5) Reemplazar cada año las 4-5 inferiores búfalas en producción de leche y las que no parieron.

6) Intervalo entre partos, menor de 380 días.

7) Duración de la lactancia entre 230 a 250 días.

Además, en los rebaños de animales en desarrollo y ceba se deben conjugar los siguientes factores:

1) Incorporación a la reproducción a los 20 a 22 meses, con no menos de 340 kg de peso vivo.
2) Edad de matanza de los machos menor de 24 meses, con un peso de 450 kg.

Selección de búfalos padres

La selección del macho reproductor se hace de manera similar a la del ganado vacuno ya explicada en los capítulos 5 y 6.

Sistemas de selección para el remplazo

En cada rebaño se crearán las condiciones, siempre que sea factible, para criar la cantidad de hembras necesarias que garantice el reemplazo.

1) Selección al destete: Hijas de altas productoras que manifiesten un crecimiento acorde con la edad.

2) Selección a los 12 meses de edad: Se descartan aquellas hembras con menos desarrollo comparadas con sus contemporáneas.

3) Selecciones a los 15 y 18 meses de edad: Serán más rigurosas y con igual criterio de selección que el aplicado a los 12 meses. Ésta última define el pase a la categoría de bubillas.

4) Incorporación a la reproducción: Deben cumplir los requisitos de edad y peso (22-24 meses y 375 kg). La bubilla que no resulte gestada al concluir la etapa de apareamiento, está sujeta a su descarte.

Capítulo 8

Sistemas de selección para ganado ovino-caprino

Contenido:
Introducción. Selección. Rasgos de importancia económica. Fertilidad. Peso al destete. Ganancia post-destete. Tipo y conformación. Canal. Obtención y cálculo de indicadores de interés productivo. Índices de selección.

Introducción

El ganado ovino-caprino está constituido por animales multipropósitos que producen carne, leche, pieles, pelos y estiércol para abono orgánico para los cultivos. Pueden consumir mayor cantidad de alimentos por unidad de peso y producen a su vez, más leche por unidad de peso vivo.

- Digieren la fibra más eficientemente, especialmente con dietas pobres.

- Sus comportamientos alimentarios las hacen flexibles en la selección de dietas para satisfacer sus requerimientos nutricionales (ramoneo y consumo de gran variedad de plantas, etc.). La conversión de alimento consumido a leche es favorable, aunque su conversión a carne es menor. No obstante, por su mayor prolificidad, la cantidad de carne que producen por unidad de tiempo es mayor. La constitución química de la leche de cabra es muy parecida a la de la mujer y es mejor tolerada por los niños con intolerancia a la lactosa. Además, con ella se produce un queso exquisito. Otros productos que producen son su piel, pelo y las heces fecales como abono orgánico. Las cabras representan una alternativa en el control de los arbustos y las malezas indeseables en el país.

Selección

Una de las principales causas del poco aprovechamiento, difusión y desarrollo del ganado ovino-caprino, es la aplicación inadecuada de tecnologías en su crianza y una sobrevaloración de la rusticidad de estas especies. Por ello hay una arraigada tendencia a confundir a los animales rústicos, y se les trata como silvestres, que no requieren de cuidados, lo que atenta contra la selección dirigida para alcanzar el mejoramiento genético de esas especies.

Por estas razones el mejoramiento genético del ganado ovino-caprino en el trópico se constituye en un objetivo primario, necesario de cumplimentar, debido a la importancia estratégica que tiene el incremento de la producción de alimentos de alto valor biológico, como son la leche y la carne, muy demandadas por la población.

Rasgos de importancia económica

Los rasgos de importancia económica en la oveja y la cabra son los que están relacionados con la producción de carne y leche que son necesarios al pueblo consumidor.

Por la similitud productiva de estas dos especies, estos rasgos se discutirán atendiendo solo al tipo de producción.

Fertilidad

Ambas especies tienen actividad reproductiva estacional, aunque algunas razas pueden tener dos partos al año bajo buenas condiciones de explotación.

El número de crías destetadas por hembra es uno de los más importantes factores que determinan la eficiencia productiva del animal.

La producción de corderos y cabritos varía según las condiciones de explotación y entre las diferentes razas. Las hembras criadas bajo condiciones de granjas son más proliferas que aquellas criadas libremente. Esto se debe al mejor nivel de nutrición que generalmente encuentran en las granjas. Los partos gemelares en la oveja son deseables debido a que, una oveja que desteta gemelos produce de 15 a 20 kg más de carne que aquella que desteta uno solo.

Al igual que otras especies, la fertilidad tiene una heredabilidad muy baja. Por consiguiente, la mayoría de la variación fenotípica es producida por los factores medioambientales y la debida atención a éstos puede incrementar el número de nacimientos.

Peso al destete

Para los propósitos de selección, se utiliza la edad de 120 días para el destete de corderos. El peso al destete en la oveja tiene un 43 % de repetitividad. Por ello, si las condiciones medioambientales permanecen inalteradas, eliminando las ovejas que destetan corderos con bajos pesos, aumentará el peso medio al destete del total del rebaño. El peso al destete en la oveja tiene cerca del 33 % de heredabilidad. Así, la selección para este rasgo resultará en algunas mejoras, aunque puede ser más lento que para la ganancia post-destete o algunos otros rasgos.

Los corderos pueden ser pesados cuando alcanzan los 120 días, o el peso al destete puede corregirse para esta edad. La corrección se hace multiplicando el promedio de ganancia diaria desde el nacimiento a la edad del destete por 120, y sumando este producto al peso al nacer.

El peso de gemelos puede ajustarse a una base de un solo cordero multiplicando el peso ajustado de 120 días por el factor 1.0529; para los trillizos el factor es 1.0923.

Ganancia post-destete

Se ha comprobado que la tasa de ganancia media en los lotes secos de alimentos en las ovejas tiene una alta heredabilidad, por ello la selección de masa para mejorar este rasgo debe ser eficaz. El peso corporal del cordero tiene una heredabilidad promedio de 40-45 %, que es alta, con una elevada repetitividad.

Las borregas de un año que pesan más, también destetan corderos más pesados y producen vellones más pesados, por eso, la selección para este rasgo podría ser eficaz y deseable.

Tipo y conformación

Al igual que los demás rumiantes de granja, el tipo y la conformación deseables en el ganado ovino-caprino también debe dársele la atención debida y seleccionar solo aquellos que cumplan con los patrones raciales y no tengan defectos físicos ni funcionales.

Se ha utilizado con éxito un sistema de selección y monta, denominado *"apareamiento correctivo"*.

Ovejas que son muy productivas, pero tienen alguna característica indeseable, pueden ser apareadas con un carnero que sea especialmente sobresaliente en el rasgo en que esas ovejas son inferiores.

Muchas veces esto corrige la falta en un sólo cruzamiento. Este modo de apareamiento que ha mostrado ser eficaz, podría utilizarse para mejorar muchos rasgos indeseables.

Canal

Al igual que en el ganado vacuno, casi todos rasgos de la canal son muy heredables en el ganado ovino-caprino. Mediante la selección de progenitores ya probados, (prueba de progenie), o la selección genómica, se pueden mejorar el peso de la canal, su contenido graso, y la terneza de la carne.

Correlaciones genéticas entre los rasgos productivos

Las correlaciones genéticas entre los rasgos de producción de leche y de carne de las especies ovina y caprina, son muy similares a los del ganado vacuno ya discutidos en los capítulos 5 y 6 y responden a los mismos principios de la herencia poligénica.

Obtención y cálculo de algunos indicadores de interés productivo

- **Cálculo para el peso a diferentes edades**

> **Edad al destete/días (ED)**
>
> **ED** = Fecha al destete - Fecha nacimiento

- **Promedio de ganancia diaria pre-destete/g**

$$PGDP = \frac{(PD-PN)}{DP}$$

Donde:
- PD = Peso al destete
- PN = Peso al nacer
- DP = Días transcurrido entre ambos pesajes

- **Peso ajustado al destete/kg**

Los corderos pueden ser pesados cuando alcanzan los 120 días, pero el peso al destete puede corregirse para esta edad. La corrección se hace multiplicando el promedio de ganancia diaria desde el nacimiento a la edad del destete por 120, y sumando este producto al peso al nacer.

El peso de gemelos puede ajustarse a una base de un solo cordero multiplicando el peso ajustado de 120 días por el factor 1.0529; para los trillizos el factor es 1.0923.

$$PAD = \frac{(PD-PN)}{ED} \times EPD + PN$$

Donde:
- PD = Peso al destete
- PN = Peso al nacer
- ED = Edad individual al destete/días
- EPD = Edad promedio al destete/días

- **Promedio de ganancia diaria para diferentes períodos/g**

$$PDG = \frac{(PF-PI)}{Días}$$

Donde:

PF = Peso final
PI = Peso inicial
Días = Días transcurrido entre ambos pesajes

- **Peso por edad (PE)**

$$PE = Peso\ vivo/Edad/días$$

Para reproducción

- **Edad al primer parto (EPP)**

$$EPP = Fecha\ del\ primer\ parto - Fecha\ de\ nacimiento$$

- **Intervalo entre partos**

$$IP = Fecha\ último\ parto - Fecha\ parto\ anterior$$

- **Porcentaje de fertilidad**

$$Fertilidad = \frac{Total\ hembras\ paridas}{Total\ hembras\ expuestas} \times 100$$

- **Porcentaje de Prolíficidad**

$$\text{Prolíficidad} = \frac{\text{Total de crías nacidas}}{\text{Total hembras paridas}} \times 100$$

Índice de selección

Pueden utilizarse varios índices con propósitos de selección que dependen de las metas del criador.

Un índice para medir la productividad de la oveja es el peso al destete del cordero, dividido por el peso corporal de la oveja madre.

Ejemplo:

Si los corderos gemelos destetados pesaron 45 kg y la madre 50 kg, el índice sería:

$$\frac{45}{50} = 0,9$$

Datos necesarios para confección de índices de selección de machos de razas cárnicas

1) Evaluación morfológica
2) Peso al nacer
3) Peso al destete
4) Ganancia diaria
5) Conversión de alimentos
6) Prolificidad
7) Rendimiento de la canal
8) Peso de la canal
9) Calidad de la carne

Criterios para la selección y mejora de las hembras

1) Que cumpla con los patrones morfológicos de la raza.
2) Que tenga un desarrollo corporal acorde con su edad y sexo.
3) Que sea hija de partos múltiples.
4) Que sus progenitores tengan buenos pedigríes.
5) Que tenga buena producción de leche o de carne.
6) Que sea dócil y tenga buena habilidad materna.
7) Que destete a sus crías sanas y robustas.

Criterios para la selección y mejora de los machos lecheros

1) Cumplir con los patrones morfológicos de la raza.
2) No tener defectos físicos ni funcionales.
3) Haber nacido de un parto múltiple.
4) Proceder de madres altas productoras de leche:
   a) Se aconseja considerar las lactancias correspondientes entre el 2do y 3er parto (máximo pico de producción).
5) Que durante al destete haya alcanzado ganancias diarias superiores a 100g/día.
6) Que su aparato reproductor esté sano y funcional y con aceptable capacidad de monta.

Bibliografía

Abney, M. (2008): *Identity by descent estimation and mapping of qualitative traits in large, complex pedigree.* Genetics. 179:1577-1590.

Alba, L. O. y Fleites, R. (1974): *Valores testiculares en toros cebú de 3 a 6 años, producción de semen y su relación con las medidas testiculares.* IV Jornada de Ciencias Veterinarias. Facultad de Ciencias Agropecuarias. Universidad Central de L.V. Cuba.

Alba, L. O. (1977): *Algunos aspectos del comportamiento reproductivo de los toros Brahman americano incorporados al programa de inseminación artificial en Cuba.* Tesis en opción al grado de Doctor en Ciencias Veterinarias. Universidad de Veterinaria de Brno, República Checa.

Alba L.O., Castellanos Odmara, Silveira E. (2006): *Comportamiento sexual de toros en la sala de monta según las técnicas de refrenamiento.* REDVET 7(2):12-25.

Alba, L.O. (2019): *Peculiaridades de la morfometría ovárica y cervical: del ganado Bos indicus y de sus cruzamientos con Bos Taurus.* 1ra Ed. Libro electrónico en PDF. Editorial Universitaria ISBN 978-959-16-4319-3. La Habana. Disponible en http//elibros.mes.edu.cu.

Alcántara J. M. (2000): *Comportamiento reproductivo histórico y actual de un rebaño de hembras.* Siboney de Cuba perteneciente a la Empresa Pecuaria V Congreso Venegas. Orientador Científico Luis O. Alba. Trabajo de Curso. Sede Universitaria, Sancti Spíritus.

Álvarez, I., Capote, J., Traoré, A., Fonseca, N., Pérez, K., Cuervo, M., Fernández, I., Goyache, F. (2012): *Genetic relationships of the Cuban hair sheep inferred from microsatellite polymorphism. Small Ruminant Research.* 104:89-93.

Anónimo (1994): *Crianza del búfalo de agua. Elementos Básicos.* Grupo Nacional de Búfalos. Ciudad de la Habana.

Anónimo (2006): *Manual de Ganadería Vacuna*, Editado por el Ministerio de la Agricultura de Cuba. Cap. 3, pp 78.

Anónimo (2013): *Código Genético,* en EcuRed. Enciclopedia cubana.

Avendaño, L., Álvarez, F.D., Salomé, J., Correa, A., Molina, L., Cisneros, F. (2002): *Evaluación de algunos rasgos productivos del Borrego Pelibuey en el noroeste de México.* Resultados preliminares. Revista Cubana de Ciencia Agrícola. 38:131–136.

Barba, F. (1978): *Desarrollo testicular, producción y calidad seminal de los toros sementales Holstein x cebú en distintos grados de cruzamiento.* Tesis en Opción al grado científico de Ciencias Veterinarias. Universidad de Veterinaria de Brno, República Checa.

Boichand, D., Grosh, C., Bourgeois, F. et al (2003): *Detection of genes influencing economic traits in three French dairy cattle breeds.* Genetics Selection Evolution 35:77-102.

Calzadilla, D., Soto, E., Hernández, M., González María Teresa et al. (2009): *Ganadería Tropical.* Editorial Félix Varela, La Habana, Cap. IX, pp 222.

Cantet, R.J., Gualdrón Duarte J.L., Munilla Leguizamón, S. (2008): *Selección genómica.* Revista Argentina de producción Animal 28(2):133-136.

Corzo, J., García, L., Silva, J., Pérez, E. (2009): *Zootecnia General. Un enfoque ecológico.* Ed. Félix Varela, La Habana. Cap. 2, pp. 36.

De la Loma J.L. (1963): *Genética General y Aplicada.* 3ra Ed. Unión Tipográfica Editorial Hispano Americana, Pp 365.

Díaz, Oscar H. (1981): *Herencia y Fertilidad en Bovinos.* Impreso Graficinco, S.A, Madrid, pp.23.

Espinoza J., Palacios A., de Luna R., Ávila N., Guerra D., González – Peña D., et al. (2007): *Componentes de (co)varianza para caracteres de crecimiento y reproducción en ganado cebú en Cuba.* Arch Zootec 56(216):919-927.

Fernández J. y Tronco M.A (2011): *Influencia de factores no genéticos en la producción de leche del Siboney de Cuba.* Rev. Salud Anim.33(2):12-20.

Gallo, J.M. y Parrado O. (2015): *Genética y Mejoramiento Agropecuario.* Ed. Pueblo y Educación, La Habana. Cap II pp 55.

García S. y Planas Teresa (2003): *Manual de Crianza del Búfalo*. Ed. Sociedad cubana de criadores de búfalos. ACPA. Libro electrónico. Cap. 3, pp. 4.

Guitov, H. (2006): *Selección de Reproductores Bovinos*. 6ta Jornadas Nacionales Crías Bovinas Intensivas. 15-16 agosto, Venado-Tuerto, Santa Fe, Argentina.

Hóly, L. y Barba, F. (1973): *Desarrollo y valores testimétricos de los toros de las razas B. Swiss y Holstein en el clima subtropical*. Rev. Cubana de Inseminación Artificial, La Habana, julio-agosto, 4-14.

Homedes J. y Haro-García F. (1966): *Zoogenética*. Empresa Consolidada de Artes Gráficas. Habana. Cap. 3 pp 581.

Lasley John F. (1973): *Genetics of Livestock Improvement*. Ed. Instituto Cubano del Libro, La Habana. Cap. 12, pp 94.

López, Delia. (2000): *Evaluación de los cruzamientos en las ganaderías de doble propósito. Su desarrollo en Cuba*. I Congreso Internacional sobre mejoramiento Animal, del 3 al 5 de mayo. Palacio de las Convenciones. La Habana.

Planas, Teresa. (1994): *Lechería de Búfalos. Una gota de mi ciudad al desarrollo ganadero*. Rvta ACPA 2: 40-45.

Planas Teresa, Rico Carmen, Ribas Miriam, Pérez Tania et al. (2002): *La Genética en Manos del Criador*. Libro electrónico en PDF. ACPA, Cuba.

Pulgarón P. y Pascual Carmen (1997): *Manual de Genética y Mejora Animal*. Editorial Pueblo y Educación. Cap. 4 pp 67.

Meirelles, S., Espasandin A., Mattar M., de Queiroz S. (2009): *Genetic and environmental effects on sexual precocity traits in Nellore cattle*. R Bras Zootec 38(8):1488-1493.

Meuwissen, T.H., Hayes, B., and Goddard, M.E. (2001): *Prediction of total genetic value using genomewide dense marker maps*. Genetics 157: 1819-1829.

Montes Ineida. (1995): *Aspectos reproductivos del macho cebú cubano*. Centro de Investigaciones para el Mejoramiento Animal (CIMA), Cuba.

Morrys L., Tyner P., Morris L., Forgason L., Williams S., Young F. (1989): *Correlation of testicular circumference and age in American Brahman bulls.* Theriologenology 31:489-494.

NRAG 212 (2012): *Patrón de la raza Cebú cubano e identificación obligatoria.* Editado por CENCOP. MINAG. Cuba.

NRAG 232 (2011): *Patrón de la raza Holstein e identificación obligatoria.* Editado por CENCOP. MINAG. Cuba.

NRAG 234 (2011): *Patrón de la raza Suiza Parda e identificación obligatoria.* Editado por CENCOP. MINAG. Cuba.

Saatchi, M., Ward, J, and Garrick, D.J. (2012): *Accuracies of direct genomic breeding values in Hereford beef cattle using national or international training populations.* Journal of Animal Science 91: 1538-1551.

Glosario

ADN: Ácido desoxirribonucleico. Es el material genético de los seres existe vivos, que en el núcleo celular en forma de doble hélice.

Alelo: Forma particular de un gen en un locus génico de un cromosoma. Formas alternativas de un gen en un mismo locus; por ejemplo, dos posibles alelos en el locus v de la cebada son v y V. El término de alelo o alelomorfo fue acuñado por William Bateson; literalmente significa "forma alternativa".

ARN: Ácido ribonucleico. Desempeña un papel activo en la síntesis de proteínas en tres de sus formas: ARN mensajero, ARN de transferencia y ARN ribosómico.

Anticuerpo monoclonal: Anticuerpos estructuralmente idénticos que reconocen únicamente un tipo de antígeno.

Autosoma: Cromosoma no sexual. El genoma humano está formado por 22 pares de autosomas y dos cromosomas sexuales.

Biotecnología: Cualquier tecnología que utilice organismos vivientes o partes de organismos para hacer o modificar productos que mejoren plantas o animales, o desarrollen microorganismos para usos específicos.

Carácter: Característica observable y trasmitida por los genes. Ejemplo: color del pelaje.

Cariotipo: Exhibición fotográfica del número, forma y tamaño de los cromosomas de un organismo.

Chips de DNA: Dispositivo miniaturizado, del tamaño de un portaobjetos de microscopio, que contiene impresos miles de fragmentos de DNA. Estos fragmentos pueden llegar a representar el genoma completo.

Código genético: Es el conjunto de reglas que define la traducción de una secuencia de nucleótidos en el ARN a una secuencia de aminoácidos en una proteína en todos los seres vivos. El código define la relación entre secuencias de tres nucleótidos, llamadas codones, y aminoácidos. De ese modo, cada codón se corresponde con un aminoácido específico.

Clonación: La producción de múltiples copias de una célula o de su ADN.

Cromosomas homólogos: Cromosomas que se aparean durante la meiosis. Poseen igual longitud y posición del centrómero, y comparten los mismos genes.

DNA Microsatélite: Secuencias (fragmentos) de ADN de pequeña longitud que se encuentran muy repetidas en determinadas regiones del genoma de las células eucariotas y cuya función es por el momento desconocida. Las variaciones que se observan en el número de repeticiones sirven para diferenciar a dos individuos de la misma especie.

Diploide: Un conjunto completo de cromosomas, cuya mitad pertenece a cada progenitor.

Dominancia: Efectos genéticos debidos a interacciones entre alelos dentro de un locus. Por ejemplo, cuando hay dominancia completa, los genotipos que contienen una o dos copias del alelo dominante tienen el mismo fenotipo.

Dominante: Es un alelo cuyo efecto es el mismo en condición de homocigoto que de heterocigoto.

Genes: (del griego genos: nacimiento) son segmentos específicos de ADN (cromosoma) responsables de un determinado carácter. Son la unidad funcional de la herencia. Se considera gen al segmento de la molécula de ADN que contiene el código para una proteína particular.

Genoma: Es la totalidad de la *información genética* que posee un organismo o una especie en particular. El genoma en los seres eucarióticos comprende el ADN contenido en el núcleo, organizado en cromosomas, y el genoma mitocondrial. El término fue acuñado en 1920 por Hans Winkler, profesor de Botánica en la Universidad de Hamburgo, Alemania, como un acrónimo de las palabras *gene y cromosoma*.

Genotipado: Por genotipado, o genotipificación o caracterización genética, se entiende el proceso de determinación del genotipo o contenido genómico, en forma de ADN, específico de un organismo biológico, mediante un procedimiento de laboratorio.

Heterocigótico: Se origina por la unión de gametos que difieren respecto a la clase, cantidad o disposición de sus genes. Se usa generalmente respecto a diferencias génicas particulares.

Homocigótico: Derivado de la unión de gametos idénticos respecto a la clase, cantidad y disposición de sus genes o de parte de ellos.

Inmortalidad: Cuando los individuos de una población dejan descendientes manteniendo de una generación a otra su genofondo.

Locus: Posición ocupada por un gen en un cromosoma en relación con su orden lineal. Plural loci.

Marcadores: Puntos de referencia en los cromosomas que evidencian rasgos de variabilidad genética. Son cualquier fenotipo molecular oriundo de un gen específico. Son secuencias de ADN o de proteínas polimórficas derivadas de una ubicación cromosómica simple. Si cumplen con las leyes básicas de la herencia de Mendel son Marcadores Genéticos.

Mutaciones: Fuente de variabilidad genética de la población. Pueden o no generar cambios en la secuencia de proteínas que codifican los genes y por supuesto afectar o no las funciones de los organismos.

Progenie: 1- Casta, generación o familia de la cual se origina o desciende un animal.

2- Descendencia o conjunto de hijos de alguien.

Variabilidad genética: Se refiere a la variación en el material genético de una población o especie, e incluye los genomas. Para que la selección natural pueda actuar sobre un carácter, debe haber algo que seleccionar, es decir, varios alelos para el gen que codifica ese carácter. Además, cuanta más variación haya, más evolución hay.

Reseña del autor

El autor Luis Orlando Alba Gómez, PhD, Profesor Titular, Experto en Reproducción bovina. Exjefe de Catedra de Reproducción Animal durante 50 años en Universidad Central de L.V. y José Martí en Sancti Spiritus, Cuba. Dirigió más de 30 Tesis de Diploma, 15 Tesis de Especialización y dos PhD en Ciencias Veterinarias. Tiene publicados 28 artículos en revistas y cinco libros científicos.

a

b

www.ingramcontent.com/pod-product-compliance
Lightning Source LLC
Chambersburg PA
CBHW052252220526
45471CB00001B/296